高等职业教育医学卫生类专业系列教材

新形态活页式教材（供口腔、护理、临床医学等专业用）

口腔医学综合技能实训教程

主　编　李周胜

副主编　何　伟　廖建宏　孙国运

重庆大学出版社

国家一级出版社
全国百佳图书出版单位

内容提要

本书涵盖了高等职业教育口腔医学专业综合课程中的实际操作训练内容，包括无菌操作、口腔检查、基本操作技能三个项目。本书在实训项目的设置上突出实用性和可操作性，要求学生在课前认真预习，操作时一丝不苟地按实训教程规定进行，分析实训结果，实事求是，并结合理论课讲授的内容独立思考，以培养分析问题和解决问题的能力。不同专业的师生可根据其培养要求和课时数，选做或合并部分实训内容。本书依托编者所在院校口腔医学专业教学资源库、在线课程、精品课程资源，对接平台中的动画、微课、图片、视频、电子教案、题库等资源，便于学生自主学习，拓宽学生视野，提高学习效率。

本书为新形态活页式教材，根据自身需要，可将学习目标、学习内容、检查内容、注意事项、重点笔记、达标练习等自由组合。本书可供高等职业学校口腔、护理、临床医学等相关专业师生使用，也可供临床医师和实习生学习参考。

图书在版编目（CIP）数据

口腔医学综合技能实训教程 / 李周胜主编 .-- 重庆：
重庆大学出版社，2023.5
高等职业教育医学卫生类专业系列教材
ISBN 978-7-5689-3836-5

Ⅰ.①口… Ⅱ.①李… Ⅲ.①口腔科学—高等职业教育—教材 Ⅳ.① R78

中国国家版本馆 CIP 数据核字（2023）第 058634 号

口腔医学综合技能实训教程
KOUQIANG YIXUE ZONGHE JINENG SHIXUN JIAOCHENG

主 编 李周胜
副主编 何 伟 廖建宏 孙国运
策划编辑：袁文华
责任编辑：张红梅 版式设计：袁文华
责任校对：谢 芳 责任印制：赵 晟

＊

重庆大学出版社出版发行
出版人：饶帮华
社址：重庆市沙坪坝区大学城西路 21 号
邮编：401331
电话：（023）88617190 88617185（中小学）
传真：（023）88617186 88617166
网址：http://www.cqup.com.cn
邮箱：fxk@cqup.com.cn（营销中心）
全国新华书店经销
重庆市国丰印务有限责任公司印刷

＊

开本：889 mm×1194 mm 1/16 印张：8.5 字数：241 千
2023 年 6 月第 1 版 2023 年 6 月第 1 次印刷
印数：1-2 000
ISBN 978-7-5689-3836-5 定价：48.00 元

编委会

前 言

本书是在实验室内，供高等职业学校口腔、护理、临床医学等相关专业教师教学和学生学习使用的新形态活页教材。本书是编者结合口腔执业助理医师实践技能考试大纲，按照教育部高等职业教育口腔医学专业人才培养要求编写而成的。

本书涵盖了国家医学考试中心关于口腔执业助理医师实践技能考试大纲中的内容，包括医学人文素养、基本诊治技术、临床综合思辨能力的实践技能训练项目。本书在坚持教育部职业教育"五个对接"的基础上，进一步突出口腔医学专业教育的"五个对接"：和人对接，体现以人为本；和社会对接；和临床对接，实现"早临床、多临床、反复临床"；和先进技术与手段对接；和行业对接。同时，本书注重提高学生的职业素养和实际工作能力，使口腔医学生毕业后能独立、正确地处理与本专业相关的临床常见问题。不同专业的师生可根据其人才培养要求和课时数，选用或合并部分实训项目。

本书依托编者所在院校口腔医学专业教学资源库、在线课程、精品课程资源，对接平台中的动画、微课、图片、视频、电子教案、题库等资源，便于学生自主学习，拓宽学生视野，提高学习效率。

本书在编写过程中，参考了大量的文献资料，在此向相关原作者表示感谢。同时，本书的编写还得到重庆大学出版社的大力支持，在此一并致谢。

由于编者水平有限，书中难免存在疏漏和错误之处，敬请读者批评指正。

编 者

2023 年 1 月

口腔执业助理医师技能考核

考站名称	项目名称			必考	分值
第一考站 （18项） 24分	无菌操作		1. 洗手、戴手套	2项	2分
			2. 口腔黏膜消毒		2分
	口腔检查	一般检查	1. 视诊	6项	9分
			2. 探诊		
			3. 叩诊		
			4. 触诊		
			5. 淋巴结检查		
			6. 松动度检查		
		填写口腔检查表			
		特殊检查	1. 牙髓活力测验	2项	8分
			2. 牙周探诊		
			3. 社区牙周指数（CPI）检查		
			4. 颞下颌关节检查		
			5. 咬合关系检查		
			6. 下颌下腺检查		
	职业素养		1. 医师仪表与着装	1项	3分
			2. 交叉感染控制		
			3. 爱伤意识		

续表

考站名称	项目名称			必考	分值
第二考站 （13 项） 40 分	基本技能	口腔内科	1. 开髓术	2 ～ 3 项	20 分
			2. 离体磨牙近中邻𬌗面窝洞制备术		20 分
			3. 龈上洁治术		10 分
			4. 橡皮障隔离术		10 分
		口腔修复科	5. 牙列印模制取		20 分
			6. 后牙邻𬌗面嵌体的牙体预备术（执业）		20 分
			7. 后牙铸造全冠的牙体预备术		20 分
		口腔预防科	8. 窝沟封闭术		10 分
		口腔颌面外科	9. 颌面部绷带包扎技术（执业）		10 分
			10. 口内缝合术（执业）		20 分
			11. 牙槽脓肿切开引流术（执业）		10 分
			12. 牙拔除术（含麻醉）		20 分
			13. 口腔局部麻醉术		10 分
第三考站 （4 项） 10 分	急救技术		1. 血压测定	1 项	2 分
			2. 吸氧术	1 项	8 分
			3. 人工呼吸		8 分
			4. 胸外心脏按压		8 分
第四考站 （26 项） 23 分	病史采集		9 个	1 项	5 分
	病例分析		17 个	1 项	18 分
第五考站 （2 项） 3 分	健康教育		1. 改良 Bass 刷牙法	1 项	3 分
			2. 牙线的使用指导		3 分

项目 1　无菌操作

项目 2　口腔检查

项目 3　基本操作技能

项目 4 急救技术

项目 5 临床综合思辨

参考文献

项目 1

无菌操作

序号	主要内容
1	任务 1.1　六步洗手法
2	任务 1.2　戴医用无菌手套
3	任务 1.3　口腔颌面部消毒方法

考站名称	项目名称			必考	分值
第一考站（18项）24分	无菌操作		1. 洗手、戴手套	2项	2分
			2. 口腔黏膜消毒		2分
	口腔检查	一般检查	1. 视诊	6项	9分
			2. 探诊		
			3. 叩诊		
			4. 触诊		
			5. 淋巴结检查		
			6. 松动度检查		
		填写口腔检查表			
		特殊检查	1. 牙髓活力测验	2项	8分
			2. 牙周探诊		
			3. 社区牙周指数（CPI）检查		
			4. 颞下颌关节检查		
			5. 咬合关系检查		
			6. 下颌下腺检查		
	职业素养		1. 医师仪表与着装	1项	3分
			2. 交叉感染控制		
			3. 爱伤意识		

任务 1.1 六步洗手法

实训目标

1. 掌握"六步洗手法"的操作过程。
2. 熟悉洗手前的准备。

▼ 实训内容

（一）洗手前的准备

剪短指甲、清理甲垢，流水淋湿双手，均匀涂搽洗手液。

（二）洗手的步骤

第一步：掌心相对，手指并拢相互搓擦，见图 1-1-1。

第二步：手心对手背，手指交叉相互搓擦，两手交换，见图 1-1-2。

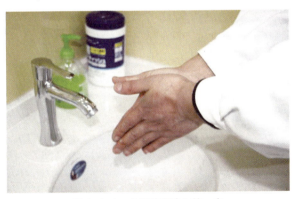
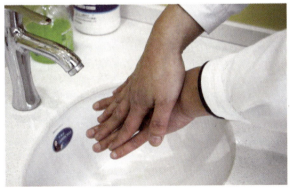

图 1-1-1 六步洗手法之第一步   图 1-1-2 六步洗手法之第二步

第三步：掌心相对，手指交叉相互搓擦，见图 1-1-3。

第四步：一手握住另一手大拇指旋转搓擦，两手交换，见图 1-1-4。

第五步：一手手指弯曲，在另一手掌心旋转搓擦，两手交换，见图 1-1-5。

第六步：一手手指尖并拢，立于另一手掌心旋转搓擦，两手交换，见图 1-1-6。

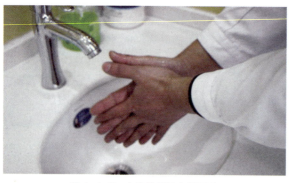

图 1-1-3　六步洗手法之第三步

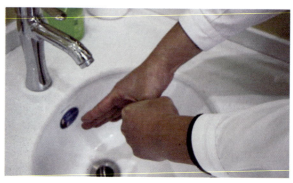

图 1-1-4　六步洗手法之第四步

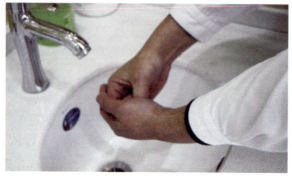

图 1-1-5　六步洗手法之第五步

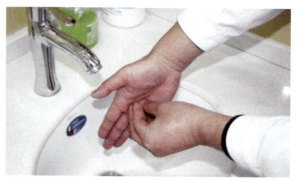

图 1-1-6　六步洗手法之第六步

▼　注意事项

1. 洗手前修剪指甲。

2. 在流水下充分淋湿双手。

3. 每步揉搓洗手时间至少 15 s。

4. 在流水下彻底冲洗双手，用洁净纸巾或消毒毛巾擦干。

（李周胜，曾倩）

重点笔记

任务 1.2　戴医用无菌手套

1. 掌握戴医用无菌手套的操作步骤。
2. 注意戴手套时的无菌原则。

▼　实训内容

（一）戴医用无菌手套前的准备

戴手套前，将双手洗净，干燥。

（二）戴医用无菌手套的步骤

第一步：左手提起手套翻折处，见图 1-2-1。

第二步：右手戴入手套，见图 1-2-2。

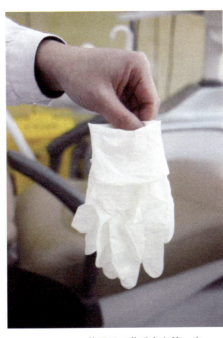
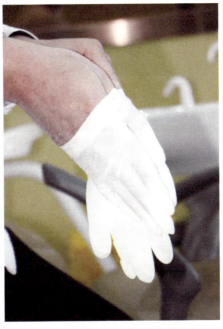

图 1-2-1　戴医用无菌手套之第一步　　　　图 1-2-2　戴医用无菌手套之第二步

第三步：右手提起左手套翻折处，左手戴手套，见图1-2-3。

第四步：分别上提左、右手套翻折处盖过袖口，见图1-2-4。

第五步：戴好手套后持拱手位，见图1-2-5。

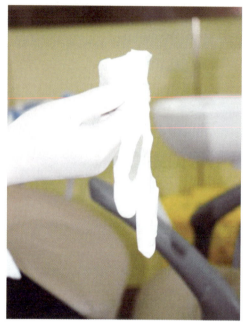
图 1-2-3　戴医用无菌手套之第三步

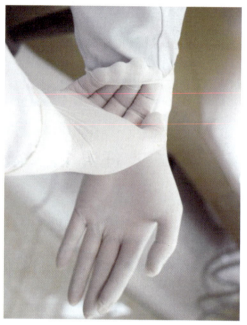
图 1-2-4　戴医用无菌手套之第四步

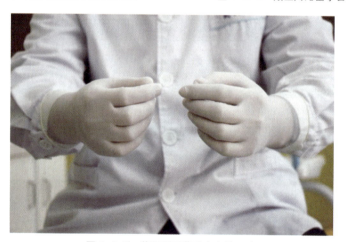
图 1-2-5　戴医用无菌手套之第五步

▼　注意事项

1. 将手套翻折处翻回，盖过袖口。

2. 戴好手套后，不要接触其他非操作必需物品。

▼ 实训评分

		评分内容	分值	得分	合计
洗手	修剪指甲	洗手前修剪指甲	0.2 分		
	流水冲洗	用流水冲洗双手	0.2 分		
	六步洗手法	1. 掌心相对，手指并拢相互搓擦	0.2 分		
		2. 手心对手背，手指交叉相互搓擦，两手交换	0.2 分		
		3. 掌心相对，手指交叉相互搓擦，两手交换	0.2 分		
		4. 一手握住另一手大拇指旋转搓擦，两手交换	0.2 分		
		5. 一手手指弯曲，在另一手掌心旋转搓擦，两手交换	0.2 分		
		6. 一手手指尖并拢，立于另一手掌心旋转搓擦，两手交换	0.2 分		
戴手套	戴医用无菌手套	左手提起右手套翻折处，先将右手插入手套内，已戴好手套的右手提起左手套翻折处，帮助左手插入手套内，将手套翻折处翻回，盖住袖口	0.4 分		

（李周胜，陈兰）

重点笔记

任务 1.3 口腔颌面部消毒方法

实训目标

1. 掌握口腔颌面部的消毒方法。
2. 掌握口腔黏膜的消毒方法。

▼ 实训内容

（一）消毒前准备

一次性口腔治疗盘（包括口镜、镊子、探针）、0.5% ~ 1% 碘伏溶液、75% 乙醇溶液、棉球、棉签等，部分工具见图 1-3-1。

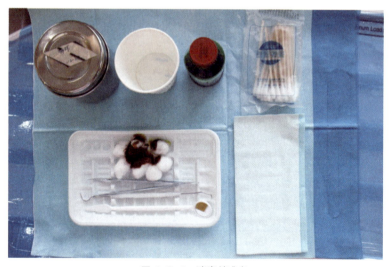

图 1-3-1　消毒前准备

（二）口腔颌面部消毒

1. 消毒方法　正常皮肤从术区中心开始，用消毒棉球以口周为中心逐步向周边皮肤环绕涂搽消毒。但感染创口相反，从周边逐步向感染区中心涂搽消毒。涂搽物时避免消毒液流入呼吸道和眼内，涂布区不能遗留空白。连续消毒 3 遍。

2.消毒范围　头颈部手术消毒范围应至术区外 10 cm，以保证有足够的安全范围。

3.消毒顺序　通常是先清洁区，再污染区，最后感染区。

常见手术消毒范围见表 1-3-1。颌面部消毒全过程见图 1-3-2、图 1-3-3。

表 1-3-1　常见手术消毒范围

手术区域	消毒范围
口腔内手术	全部口腔
	面部上界：眶上缘平线
	面部下界：颈上线
	面部侧界：两侧耳前线
颌面部手术	面部上界：平发际线
	面部下界：颈上线
	面部侧界：两侧耳前线

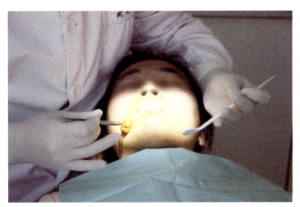

图 1-3-2　颌面部消毒过程中

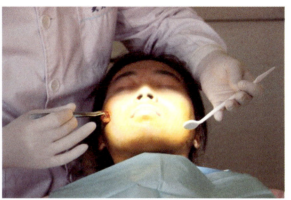

图 1-3-3　颌面部消毒完成

（三）口腔黏膜消毒

1.用口镜牵拉口角，暴露口腔，干燥术区。

2.用消毒棉签或棉球涂搽消毒区域。

▼　注意事项

1.必要时，术前一周行超声波龈上洁治术。

2.术前含漱 1∶5 000 的高锰酸钾溶液或 0.02% ~ 0.05% 氯己定溶液。

3.避免消毒溶液流入眼眶、鼻腔或污染患者衣物。

4.涂布区不能遗留空白。

▼ **实训评分**

	评分内容		分值	得分	合计
口腔黏膜消毒	选择消毒剂	0.5% ~ 1% 碘伏溶液	0.5分		
	干燥术区	干棉球擦干术区	0.5分		
	涂布方式	如无感染，从手术中心向四周涂搽。如有感染，则从四周向中心涂搽	1分		

（李周胜，谢宏新）

重点笔记

项目 2

口腔检查

序号	主要内容
1	任务 2.1 口腔检查前准备
2	任务 2.2 口腔一般检查方法
3	任务 2.3 口腔特殊检查方法
4	任务 2.4 职业素养

口腔检查是医师运用自己的感官，借助检查器械，客观地了解患者口腔状况的最基本的检查方法。医师根据患者叙述的病史和症状，运用各种检查方法，对口腔及颌面部组织进行全面而有重点的检查，然后将病史和检查结果进行综合分析，做出正确诊断，制订合理的治疗计划。口腔检查是口腔疾病诊断和治疗的重要步骤。

口腔检查分为检查前准备、一般检查方法和特殊检查方法。一般检查方法是指用常规器械即可完成的检查，适用于多数患者。特殊检查方法是指需要借助一些特殊器械、设备、方法才能完成的检查。

口腔检查内容		
检查前准备	一般检查方法	特殊检查方法
1. 器械准备	1. 视诊	1. 牙髓活力测验
2. 医师准备	2. 探诊	2. 牙周探诊
3. 医患沟通	3. 叩诊	3. 社区牙周指数（CPI）检查
4. 椅位准备	4. 触诊	4. 咬合关系检查
	5. 淋巴结检查	5. 颞下颌关节检查
	6. 松动度检查	6. 下颌下腺检查
	填写口腔检查表	

任务 2.1 口腔检查前准备

1. 掌握口腔检查前准备的内容。
2. 掌握正确的医患体位与椅位调节要求。

▼ 实训内容

（一）器械准备

1. 口腔检查 使用一次性口腔治疗盘（包括牙用镊子、探针、口镜）、纸塑复合膜制成的围巾、脱脂棉球等。可以根据患者的实际检查需要，另外配置相应的辅助器械及物品，如牙周探针、咬合纸、蜡片等。建议准备一次性口杯，用于放置已污染或弃用的棉球、棉签、粘棒等。（图 2-1-1）

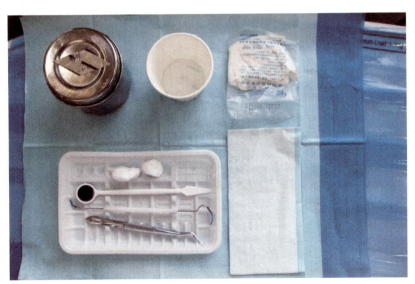

图 2-1-1 一次性口腔检查器械

2. 常用器械　口腔检查除了常规的望、闻、问，还需要使用特殊的口腔检查器械，对患者口腔内的软硬组织进行详细、系统的检查。口腔检查的常用器械有口镜、探针、镊子。医师一般左手握持口镜，右手持探针或镊子进行检查。

（1）口镜：由口镜头和口镜柄组成。镜面有平面和凹面两种，前者影像真实，后者有放大影像的作用，临床根据需要选用。用口镜牵引或推压唇、颊或舌等软组织，以利于直接观察。借助口镜的聚光作用增加检查部位的可视度。利用口镜镜面像对难以直视部位进行观察。口镜柄可用作叩诊检查。

（2）镊子：夹持敷料、棉球、异物、小器械等；前牙夹住切端，后牙用镊子尖端抵住颌面窝沟，检查牙齿松动度。柄端可用于叩诊检查。

（3）探针：检查牙面点、隙、裂、沟和龋洞及牙本质暴露区的敏感程度及范围，检查充填体与牙体组织的密合度及有无悬突，探测牙石的分布和数量。牙周探针用于探测牙周袋的位置和深度。

（二）医师准备

建立良好的医患关系是口腔检查和治疗最重要的环节。在检查过程中，医师行为举止的专业性和规范性会在患者心目中建立起值得信任的第一印象，在检查和后续的治疗过程中往往能得到患者较好的配合。

1. 着装准备　着装整洁，举止规范，穿工作服，戴医师帽，戴一次性医用外科口罩，洗手后戴一次性医用无菌手套（6# ~ 7#），戴手套后不接触非操作必需物品。

2. 医师体位　①头、肩、腰、背部呈自然直立位，前臂弯曲；②双肩和大腿下缘与地面平行。两脚底平放地面，两腿平放分开；③双肘关节高度与患者头部在同一水平面；④医师视线与患者（口腔）保持适当距离（20 ~ 30 cm）；⑤患者正前方为 6 点，正后方为 12 点，医师通常位于患者右前方，活动范围为 7 ~ 13 点。医师及患者体位见图 2-1-2。

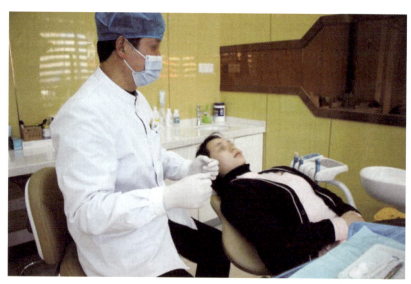

图 2-1-2　医师及患者体位

（三）医患沟通

1. 检查前，向患者说明检查的目的。

2. 检查动作应尽量轻柔，避免引起患者不必要的不适与疼痛。

3. 告知患者如果出现不适或疼痛，举左手示意。

（四）椅位准备

口腔检查通常在牙椅上进行，对椅位和灯光的调节是进行口腔检查的第一步，要使患者和医师都感到舒适。

1.患者的头、颈和背部应在一条直线上，医师肘关节与患者头部平齐，见图2-1-3。

2.检查上颌牙时，椅背向后仰，使患者上颌咬合平面与地面成45°。

3.检查下颌牙时，使患者下颌咬合平面与地面平行。

4.调节灯光的方向与强弱，避免灯光直射患者眼睛，见图2-1-4。

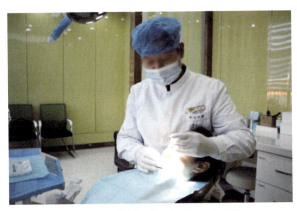
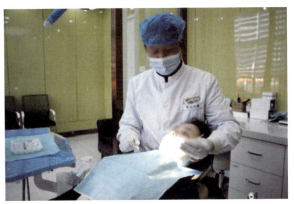

图 2-1-3　医师肘关节与患者头部平齐　　　　图 2-1-4　避免灯光直射患者眼睛

▼　注意事项

1.口腔检查时应首先检查主诉部位，然后按照一定顺序检查其他部位，如从右上象限→左上象限→左下象限→右下象限依次进行口腔检查，以免遗漏。

2.检查时正确握持器械，一般左手握持口镜，右手使用探针或镊子，检查时以右手无名指为支点，防止滑脱和误伤。

3.利用口镜聚光于被检查部位，增加可视度。

（李周胜，周建平）

重点笔记

任务 2.2 口腔一般检查方法

▼ 实训内容

一般检查方法适用于多数患者，是口腔检查的基本内容，包括视诊（望诊）、探诊、叩诊、触诊以及常用器械进行的局部检查等。

（一）视诊

视诊是医师通过眼睛对患者全身和局部情况进行观察、判断的方法。视诊应是从医师见到患者第一眼就开始。

1. 全身情况 虽然患者是由于口腔疾病就诊，但是口腔医师还是应该通过视诊对患者的全身情况有初步了解。例如，患者的精神状态、营养和发育状况等（某些疾病会出现特殊的面容或表情特征）。

2. 颌面部 观察患者面部左右是否对称，有无肿胀、肿物、畸形；患者是否为急性疼痛面容；皮肤的颜色及光滑度如何，有无瘢痕和窦道；如需检查面神经功能，可观察鼻唇沟有无变浅或消失，患者能否做闭眼、吹口哨等运动，有无口角歪斜等。颌面部视诊见图 2-2-1。

3. 牙齿和牙列 重点检查主诉牙的色、形、质有无改变。

（1）牙齿颜色和透明度：牙齿在颜色和透明度上的某些变化能够为诊断提供线索。例如，龋病呈白垩色或棕褐色，死髓牙呈暗灰色，四环素牙多呈暗黄色或灰棕色，氟斑牙呈白垩色或黄褐色斑纹等。

（2）牙齿形状：例如，前磨牙的畸形中央尖，上下颌前牙的畸形舌侧窝和畸形舌面沟、融合牙、先天性梅毒牙、过大牙、过小牙等。患牙先天性缺陷容易导致牙体硬组织破坏，进而引起牙髓炎或根尖周炎。

（3）牙齿排列和接触关系：有无牙齿错位、扭转（注意邻面龋损）、深覆盖、深覆𬌗、开𬌗、反𬌗等。

（4）牙体缺损：需结合探诊检查。如龋洞、楔状缺损和外伤性缺损要注意其大小和深度，深度较大者需特别注意是否穿髓。牙冠破坏 1/2 以上者称为残冠，牙冠全部或接近全部破坏者称为残根，对缺损过大者需判断有无保留价值。牙列是否完整，有无牙齿缺失。牙齿排列和接触视诊见图 2-2-2。

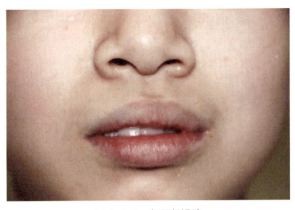

图 2-2-1　颌面部视诊

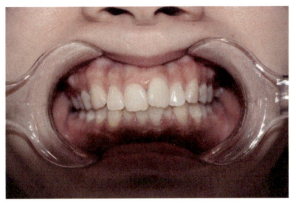

图 2-2-2　牙齿排列和接触视诊

4.牙龈和牙周组织　健康牙龈呈粉红色，质地坚韧致密，表面有橘皮样点状凹陷，称为点彩；炎症时牙龈有明显色、形、质改变。炎症水肿时，牙龈呈鲜红或暗红色。纤维增生时，牙龈色泽变浅，呈苍白色。必要时需与血液系统疾病进行鉴别，如有无窦道，有无结石、菌斑等局部明显刺激因素存在。必要时结合牙周探诊，检查牙周袋部位、深度及附着丧失程度。

5.口腔黏膜　检查黏膜色泽、外形、完整性及有无溃疡、肿物、糜烂等。

上颌𬌗面与腭面视诊见图 2-2-3，下颌𬌗面与舌面视诊见图 2-2-4。

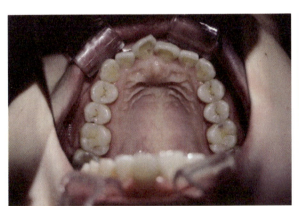

图 2-2-3　上颌𬌗面与腭面视诊

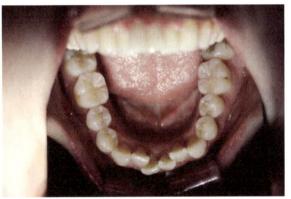

图 2-2-4　下颌𬌗面与舌面视诊

（二）探诊

探诊是指用探针进行检查的方法。探诊检查的对象包括牙体、牙周、窦道等。

1.牙体　主要用于龋洞的探诊。探诊龋洞时，要确定部位、范围、深浅、有无探痛等。深龋洞探诊时动作要轻，避免探针尖碰到穿髓孔或穿通髓腔引起剧烈疼痛。要避免遗漏邻面和龈下龋洞。充填物边缘是否密合，有无继发龋和悬突。探查牙齿的敏感部位及程度。

2.牙周　使用牙周探针，检查牙周袋的部位、深度和附着水平。探诊时支点要稳，力量要适中，尽可能贴近根面，以免器械损伤牙周组织；按一定的顺序，依次从远中、中央、近中进行检查并作记录，以免遗漏。

3.窦道　常位于牙龈或牙槽黏膜。用圆钝的窦道探针缓慢推进，探查窦道的深度、方向及来源，须判断窦道是来源于牙周还是根尖周疾病。部分病例窦道开口于远离患牙部位，必要时使用牙胶尖推入窦道深处，拍 X 线片协助定位患牙。

下颌磨牙𬌗面探诊见图 2-2-5，下颌磨牙邻面探诊见图 2-2-6。

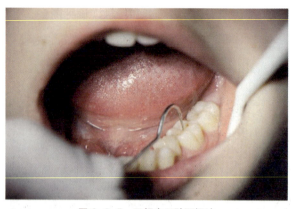
图 2-2-5　下颌磨牙𬌗面探诊

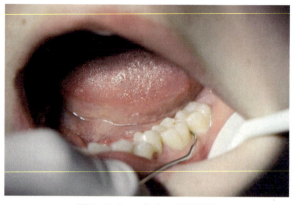
图 2-2-6　下颌磨牙邻面探诊

（三）叩诊

叩诊是指用镊子柄或口镜柄端叩击牙齿，根据患者反应来确定病变的方法。

1. 选择对照　选择健康对侧同名牙和健康邻牙作阴性对照。先检查健康牙，后检查可疑牙。

2. 叩击方向　垂直叩诊检查根尖周有无炎症，水平叩诊检查牙周组织有无炎症。

3. 力度适中　以健康对照牙叩诊不疼痛的最大力度为上限，对急性炎症期的患牙力度要小，以免加重患者的痛苦。

4. 分级与记录　牙齿对叩诊的反应分为 5 级，记录为（－）、（±）、（＋）、（＋＋）、（＋＋＋），分别表示"无、可疑、轻度、中度、重度"。

上颌前牙水平叩诊见图 2-2-7，下颌前牙垂直叩诊见图 2-2-8。

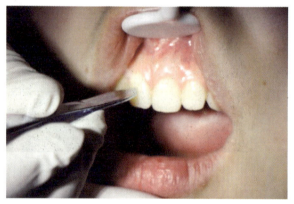
图 2-2-7　上颌前牙水平叩诊

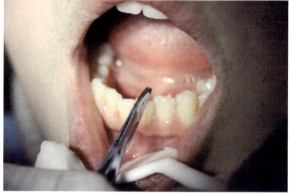
图 2-2-8　下颌前牙垂直叩诊

（四）触诊

触诊是指用手指或器械对病变部位进行触摸或按压，判断病变硬度、范围、形状、活动度等的方法。

1. 单指触诊。

（1）根尖周组织：用食指指腹轻压前庭沟根尖黏膜处，检查有无压痛、波动感、脓性分泌物溢出等。

（2）牙周组织：用食指指腹放在牙颈和牙龈交界处，嘱患者做咬合运动，手指感觉振动较大时提示存在𬌗创伤。

前牙根尖周组织单指触诊见图 2-2-9，前牙牙周组织单指触诊见图 2-2-10。

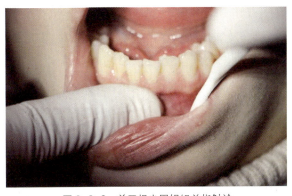

图 2-2-9　前牙根尖周组织单指触诊

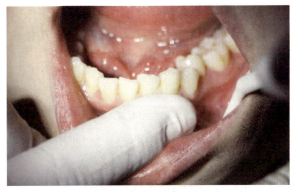

图 2-2-10　前牙牙周组织单指触诊

2.双合诊　双合诊按"由后向前"的顺序进行。

（1）双指双合诊：又称为双指合诊，以一手的拇指和食指置于病变部位上下或者两侧进行，用于检查唇颊、舌部肿物。

（2）双手双合诊：又称为双手合诊，用于检查口腔底部肿物或病变。

双指合诊下唇见图 2-2-11，双手合诊右侧口底见图 2-2-12。

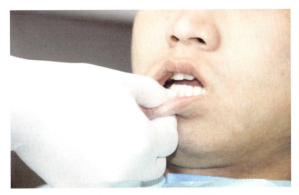

图 2-2-11　双指合诊下唇

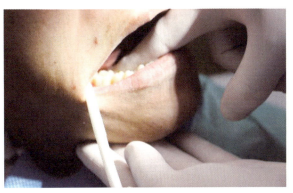

图 2-2-12　双手合诊右侧口底

（五）淋巴结检查

1.检查体位　患者头部略向下低并偏向医师一侧，医师一手扶住头部，另一手除拇指外并拢，由浅入深滑动触诊。

2.检查顺序　依次检查枕部、耳后、耳前、腮颊、下颌下、颏下、颈部淋巴结。

3.检查内容　检查淋巴结的大小、数目、硬度、压痛、有无粘连。注意患侧与健侧对比。

4.鉴别要点　炎症时，淋巴结明显肿大、压痛。肿瘤转移时，淋巴结渐进性增大、质硬、无触痛，多与周围组织粘连。淋巴结核时，淋巴结肿大，互相粘连，呈串珠状，易破溃。

右侧淋巴结检查见图 2-2-13，左侧淋巴结检查见图 2-2-14。

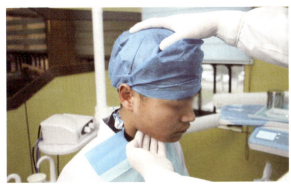

图 2-2-13　右侧淋巴结检查

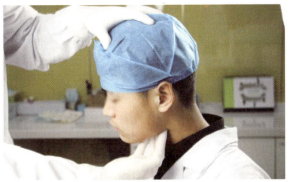

图 2-2-14　左侧淋巴结检查

（六）松动度检查

用镊子夹住前牙切端或用闭合的镊尖抵住后牙𬌗面，轻轻向唇（颊）舌（腭）向和（或）近、远中向摇动，判断牙齿的松动度。

前牙松动度检查见图2-2-15，后牙松动度检查见图2-2-16，松动度检查记录见表2-2-1。

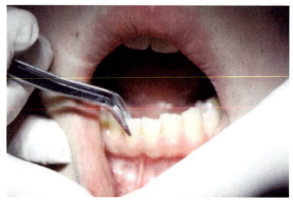 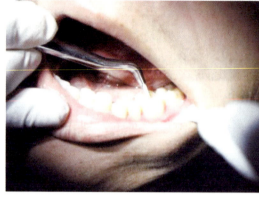

图 2-2-15　前牙松动度检查　　　　　　　图 2-2-16　后牙松动度检查

表 2-2-1　松动度检查记录

依　据	I°	II°	III°
松动幅度	< 1 mm	1 ~ 2 mm	> 2 mm
松动方向	唇（颊）舌向	唇（颊）舌向，近、远中向	唇（颊）舌向，近、远中向，垂直向

（七）填写口腔检查表

检查者＿＿＿＿＿＿＿＿＿＿＿

被检查者姓名＿＿＿＿＿＿＿＿　性别 □男 □女　检查日期＿＿年＿＿月 ＿＿日

1. 牙体视诊和探诊记录。

> 牙体情况符号：0 无异常　　　　4 牙缺失
> 　　　　　　　　1 有龋　　　　　5 牙体损伤
> 　　　　　　　　2 有充填体无龋　6 牙发育异常
> 　　　　　　　　3 有充填体有龋

18	17	16	15	14	13	12	11	21	22	23	24	25	26	27	28
48	47	46	45	44	43	42	41	31	32	33	34	35	36	37	38

2.叩诊、松动度、触诊记录。

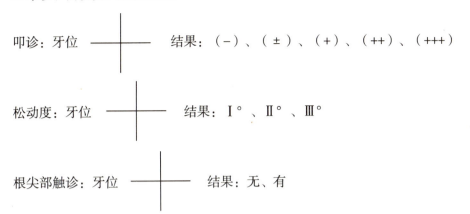

叩诊：牙位 ————————　结果：（－）、（±）、（＋）、（＋＋）、（＋＋＋）

松动度：牙位 ————————　结果：Ⅰ°、Ⅱ°、Ⅲ°

根尖部触诊：牙位 ————————　结果：无、有

3.其他情况记录。
（1）口腔颌面部情况　　未见异常□，异常表现＿＿＿＿＿＿＿＿＿＿＿＿
（2）口腔软组织情况　　未见异常□，异常表现＿＿＿＿＿＿＿＿＿＿＿＿
（3）牙列　　　　　　　未见异常□，异常表现＿＿＿＿＿＿＿＿＿＿＿＿
（4）阻生牙　　　　　　无□，有（牙位、类型）＿＿＿＿＿＿＿＿＿＿＿
（5）修复体　　　　　　无□，有（牙位、类型）＿＿＿＿＿＿＿＿＿＿＿

▼　实训要点

1.检查前准备　器械准备、医师准备、患者准备、椅位准备。
2.视诊的概念、部位与内容　全身状况与颌面部，口腔内（牙齿与牙列、牙龈与牙周组织、口腔黏膜）。
3.探诊的概念、部位与方法　牙体、牙周、窦道探诊内容及器械选择。
4.叩诊的概念与方法　对照牙选择，叩击方向，力度大小，分级与记录。
5.触诊的概念与方法　根尖周组织、牙周组织及颌面部触诊的方法。
6.淋巴结检查　医患体位，检查顺序，方法与鉴别要点。
7.松动度检查　松动度的检查方法与分度依据。
8.填写口腔检查表　根据检查填写要求，仔细填写检查结果。

▼　实训评分

		评分内容	分值	得分	合计
医患体位	椅位调节	正确调节牙科治疗椅和灯光	0.5分		
	医师体位	坐于牙椅的右前方，肘关节与患者头部平齐	0.5分		
	患者体位	检查上颌牙时，上颌咬合平面与地面成45°；检查下颌牙时，下颌咬合平面与地面平行	0.5分		
探诊	检查顺序	依次为右上象限→左上象限→左下象限→右下象限	0.5分		
	器械握持	左手持口镜，右手拿探针，右手无名指做支点	0.5分		
	探针使用	三弯端检查邻面，大弯端检查唇舌面及𬌗面	0.5分		

续表

	评分内容		分值	得分	合计
叩诊	器械选择	口镜柄、镊子柄	0.5分		
	叩诊方法	器械垂直轻轻叩击牙齿	0.5分		
	叩诊顺序	先叩正常牙齿，再叩患牙	0.5分		
触诊	根尖部	用食指指腹轻压根尖部	0.5分		
	脓肿触诊	用两指轻轻交替扪压脓肿部位，感受波动感	1分		
松动度	器械选择	镊子	0.5分		
	作用部位	镊子夹住前牙切缘或抵在后牙𬌗面中央窝	0.5分		
	检查动作	用镊子前后左右摇动，判断牙齿松动度	0.5分		
口镜使用	牵拉推压	用口镜牵拉颊部和推压舌体	0.5分		
	聚光	聚集光线，增加检查部位可视度	0.5分		
	镜面像	用口镜镜面像观察后牙远中等难以直视部位	0.5分		

▼ 达标练习

1. 牙齿视诊内容不包括（　　　）。

　A. 牙齿颜色与透明度　　　B. 牙齿形状　　　　　　C. 牙齿排列与接触关系

　D. 牙齿松动程度　　　　　E. 牙齿缺损或缺失

2. 牙体龋洞探诊包括（　　　）。

　A. 部位　　　　　　　　　B. 范围　　　　　　　　C. 深浅

　D. 探痛　　　　　　　　　E. 以上都是

3. 牙周探诊时不包括（　　　）。

　A. 支点要稳　　　　　　　B. 选择对照　　　　　　C. 角度正确

　D. 力量适中　　　　　　　E. 按序检查

4. 下列关于叩诊检查，说法错误的是（　　　）。

　A. 选择健康对侧同名牙和健康邻牙作对照

　B. 垂直叩诊检查根尖周有无炎症，水平叩诊检查牙周组织有无炎症

　C. 力度要适中

　D. 对急性炎症期的患牙力度要小，以免加重患者的痛苦

　E. 牙齿对叩诊的反应分为5级，分别表示"无""可疑""Ⅰ°""Ⅱ°""Ⅲ°"

5. 下列关于触诊检查，说法错误的是（　　　）。

　A. 用手指或器械对病变部位进行触摸或按压，判断病变的方法

　B. 根尖周组织触诊时，食指指腹轻压根尖牙槽黏膜处

　C. 牙周组织触诊时，食指放在牙龈处

　D. 双指合诊，以一手的拇指和食指置于病变部位上下或者两侧进行

　E. 双手合诊舌下时，一手托住下颌骨下缘，一手食指放入舌下区

6. 下列关于颌面部淋巴结检查，说法错误的是（　　　）。

　　A. 患者头部略向下低并偏向医师一侧

　　B. 医师一手扶住头部，另一手除拇指外并拢，由深入浅滑动触诊

　　C. 依次检查枕部、耳后、耳前、腮颊、下颌下、颏下、颈部淋巴结

　　D. 检查淋巴结的大小、数目、硬度、压痛、有无粘连

　　E. 注意患侧与健侧对比

参考答案：

1. D；　2. E；　3. B；　4. E；　5. C；　6. B

（李周胜，廖建宏）

重点笔记

任务 2.3 口腔特殊检查方法

实训目标	1. 掌握口腔特殊检查的方法。 2. 掌握口腔特殊检查的记录与临床意义。

▼ 实训内容

　　口腔特殊检查方法是指一般检查后仍然不能确诊，须借助一些特殊器械、设备进行的检查。特殊检查的方法较多，常用的有牙髓活力测验（温度测验和电活力测验）、牙周探诊检查、社区牙周指数（CPI）检查、咬合关系检查、颞下颌关节检查及下颌下腺检查。

一、牙髓活力测验

牙髓活力测验包括检查前准备、牙髓活力温度测验法、牙髓活力电测验法。

（一）检查前准备

一次性口腔治疗盘（包括口镜、镊子、探针）、酒精灯、牙胶条、冷生理盐水、一次性 5 mL 注射器、棉球、牙髓电活力测试仪等，部分工具见图 2-3-1。

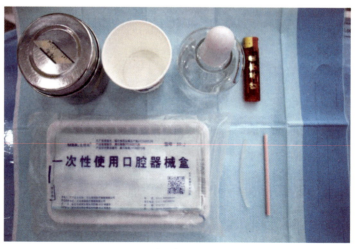

图 2-3-1 牙髓活力温度测验检查物品

（二）牙髓活力温度测验法

牙髓活力温度测验法是指通过观察牙齿对不同温度的反应来判断牙髓状态的诊断方法。正常牙髓对温度有一定的耐受范围（20～50 ℃），牙髓炎时疼痛阈值降低，感觉敏感。牙髓变性时阈值提高，感觉迟钝。牙髓坏死时无感觉。

用低于 10 ℃ 的冷刺激和高于 60 ℃ 的热刺激进行测验，分别称为冷诊法和热诊法。牙髓活力热测验见图 2-3-2，牙髓活力冷测验见图 2-3-3。

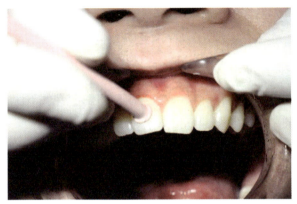
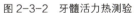

图 2-3-2　牙髓活力热测验

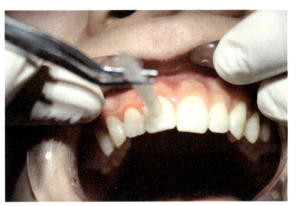

图 2-3-3　牙髓活力冷测验

（三）牙髓活力电测验法

牙髓活力电测验法是指通过观察牙齿对不同强度电流的反应来判断牙髓状态的诊断方法。原理与冷、热诊相似，只是刺激源不同。牙髓活力测验见表 2-3-1。

表 2-3-1　牙髓活力测验

测验内容及方法		温度测验		电活力测验
		冷测验	热测验	
刺激源	温度界定	＜ 10 ℃ 为冷刺激	＞ 60 ℃ 为热刺激	牙髓电活力测试仪
	刺激物	冷水或冰棒	牙胶条	
测验准备	注意事项	向患者说明测验目的，有反应举左手示意		有麻刺感举手示意
	测验顺序	先测对侧正常同名牙，后测对𬌗同名牙，再测正常邻牙		同前
	测验部位	干燥隔湿		牙面涂导电剂（牙膏）
测验部位		牙齿唇颊（舌腭）面中 1/3		牙齿唇颊面中 1/3
测验方法		将刺激物放置于牙面，观察患者反应		取两次测验平均值
测验结果	结果记录	正常；敏感；迟钝；无反应		有反应；无反应
	临床意义	与正常对照牙相同，牙髓状态正常		有反应则牙髓有活力
		一过性敏感，为牙髓充血；有延缓痛，为不可复性病变；激发或加剧疼痛，为急性炎症；冷刺激缓解，热刺激疼痛，为化脓性炎症		
		牙髓慢性炎症、部分坏死或牙髓严重变性		无反应则牙髓无活力
		牙髓坏死、牙髓严重变性		

续表

测验内容及方法	温度测验		电活力测验
	冷测验	热测验	
测验 注意事项	牙胶条软化不滴落，燃烧不冒烟，65 ~ 70 ℃		易出现假阳性
	最佳测验位置在牙面颈 1/3 处，但不能接触牙龈		心脏起搏器患者禁用 此测验
	无反应要排除牙髓严重变性，年轻恒牙、近期牙外伤等假阳性		用于判断活髓或死髓

（四）注意事项

1.测验部位　通常选择牙齿唇颊面中1/3处，亦可在舌面测验，但不要过于靠近龈缘，避免假阳性。

2.测验顺序　先测对侧健康同名牙，后测对验同名牙，再测健康邻牙。

3.防止损伤　牙胶条加热温度不宜过高，避免滴落于皮肤或黏膜上。

4.假阴性反应　年轻恒牙、近期牙外伤患者，电测法时可出现。

二、牙周探诊

（一）检查前准备

一次性口腔治疗盘（包括口镜、镊子、探针）、牙周探针、棉球等。

（二）牙周探针类型

1.UNC-15 探针　每 1 mm 有刻度记录，每 5 mm 有加粗颜色记录，见图 2-3-4。

2.非金属探针　每 1 mm 有刻度记录，每 5 mm 有加粗颜色记录。

3.Williams 探针　刻度标记依次为 1、2、3、5、7、8、9、10 mm。

4.WHO（CPITN）探针　尖端为 0.5 mm 球状，刻度标记依次为 3.5、5.5、8.5、11.5 mm，见图 2-3-5。

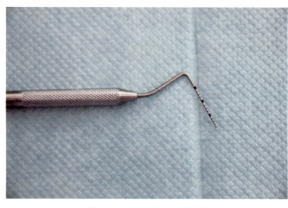

图 2-3-4　UNC-15 探针

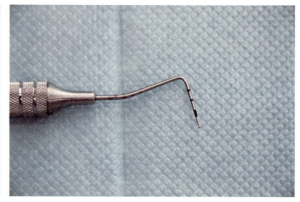

图 2-3-5　CPITN 探针

（三）检查步骤

1.握持方法　改良握笔法握持器械，支点要稳。

2.探诊压力　掌握在 20 ~ 25 g（置于大拇指甲沟内加压至指甲盖发白）的压力为宜。

3.探诊方法　牙周探针紧贴牙面，与牙体长轴平行。沿牙周袋底采用提插式行走，从牙的唇颊面远中、中央、近中，再到舌侧，每牙 6 个位点，依次进行检查并做记录。

下颌磨牙颊面中央探诊见图 2-3-6，下颌磨牙颊面远中探诊见图 2-3-7。

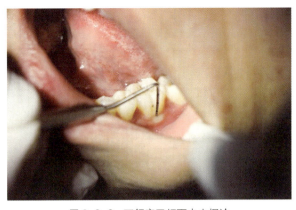
图 2-3-6 下颌磨牙颊面中央探诊

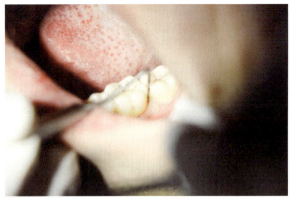
图 2-3-7 下颌磨牙颊面远中探诊

（四）注意事项

1.探查邻面时，探针可向邻面中央稍倾斜，以便探入接触点下方的龈谷处。

2.如果做全口牙周探诊，应按照顺序进行，从右上后牙开始，完成第 1 象限牙周探诊检查后，继续按第 2、3、4 象限依次完成检查。

3.牙周探诊还应了解探诊出血、龈下牙石量及分布、根分叉区有无病变等。

4.边检查边记录，建议由助手协助记录检查结果。

三、社区牙周指数（CPI）检查

（一）探针选择

使用世界卫生组织（WHO）推荐的 CPI 牙周探针，探针尖端为 0.5 mm 球状，刻度标记依次为 3.5、5.5、8.5、11.5 mm，在 3.5 ~ 5.5 mm 处用黑色涂布标示。

（二）探诊内容

CPI 检查主要探查牙龈出血、牙石分布、牙周袋深度。

（三）探诊方法

探针与牙体长轴平行，紧贴根面插入龈沟内或牙周袋内，从远中向近中移动，做上下短距离颤动，提插式行走探查。

（四）探诊指数牙

全口分为 6 个区段，逐一检查，分别计分，共 6 个计分。

17 ~ 14	13 ~ 23	24 ~ 27
47 ~ 44	43 ~ 33	34 ~ 37

（1）20 岁以上者，需检查区段内 10 颗指数牙的牙龈出血、牙石、牙周袋情况。

17、16	11	26、27
47、46	31	36、37

（2）20 岁以下，15 岁以上者，需检查区段内 6 颗指数牙。15 岁以下者，只需检查 6 颗指数牙的牙龈出血及牙石情况，不检查牙周袋。

16	11	26
46	31	36

（五）计分标准

CPI 计分标准见表 2-3-2。

表 2-3-2　CPI 计分标准

计分	标　准
0	牙龈健康
1	牙龈炎，探诊后出血
2	探诊可发现牙石，但探针黑色部分全部暴露在龈袋外
3	早期牙周病，探针黑色部分被龈缘部分覆盖，龈袋深度为 4～5mm
4	晚期牙周病，探针黑色部分被龈缘完全覆盖，牙周袋深度在 6mm 或以上
X	除外区段（少于两颗功能牙存在）
9	无法检查（不记录）

（六）注意事项

1.每个区段内必须有 2 颗或 2 颗以上功能牙，并且无拔牙指征，该区段才做检查。

2.成年人的后牙区段有时缺失一颗指数牙或有拔牙指征，则只检查另一颗指数牙。

3.如果一个区段内的指数牙全部缺失或有拔牙指征，则检查此区段内的所有其余牙，以最重情况计分。

4.如果一个区段内没有功能牙或只有一颗功能牙，则这个区段作为除外区段。

5.每颗指数牙的颊（唇）、舌（腭）面龈沟或牙周袋都须检查。

6.每个区段两颗功能牙的检查结果，以最重情况计分。

（七）记录结果

示例如下：

1.女性，42 岁，采用 CPI 检查检查 10 颗指数牙，CPI 记为"4"。

4	0	3
X	1	2

2.CPI 意义　右上区段患牙有深牙周袋，需要进行系统的牙周治疗。左上区段患牙有浅牙周袋，需要进行牙周基础治疗。上中区段牙龈健康。下中区段和左下区段需要龈上洁治。右下区段 2 颗功能牙不存在，为除外区段。

四、咬合关系检查

咬合关系检查是指观察并记录患者上下颌牙列咬合在牙尖交错𬌗时上下颌牙的咬合关系。

（一）检查方法

医师坐于患者右前方，嘱患者做正中咬合，手持口镜牵开患者口角，观察并记录两侧前牙覆𬌗、覆盖关系，磨牙的近远中咬合关系，中线位置关系。

（二）检查结果

1.前牙覆𬌗、覆盖关系。

（1）开𬌗：上下颌前牙切端在垂直方向有空隙。

（2）对刃𬌗：上下颌前牙切端相对。

（3）反𬌗：下前牙咬在上前牙之前。

前牙覆𬌗关系见表2-3-3，前牙覆盖关系见表2-3-4。

表 2-3-3　前牙覆𬌗关系

分　度	依　据
正常覆𬌗	上前牙切端覆盖下前牙唇面切 1/3 以内
Ⅰ°深覆𬌗	上前牙切端覆盖下前牙唇面中 1/3 以内
Ⅱ°深覆𬌗	上前牙切端覆盖下前牙唇面颈 1/3 以内
Ⅲ°深覆𬌗	上前牙切端覆盖下前牙唇面颈 1/3 以上

表 2-3-4　前牙覆盖关系

分　度	依　据
正常覆盖	上前牙切端至下前牙唇面的水平距离在 3mm 以内
Ⅰ°深覆盖	上前牙切端至下前牙唇面的水平距离为 3～5mm
Ⅱ°深覆盖	上前牙切端至下前牙唇面的水平距离为 5～7mm
Ⅲ°深覆盖	上前牙切端至下前牙唇面的水平距离在 7mm 以上

2.磨牙近远中咬合关系　磨牙近远中咬合关系见表2-3-5。

表 2-3-5　磨牙近远中咬合关系

分　度	依　据
中性𬌗	上颌第一磨牙近中颊尖对着下颌第一磨牙颊沟
远中𬌗	上颌第一磨牙近中颊尖对着下颌第一磨牙颊沟的近中
近中𬌗	上颌第一磨牙近中颊尖对着下颌第一磨牙颊沟的远中

3.中线位置关系　牙列中线是指通过左右中切牙近中接触点的垂线。正常者，上、下颌牙列中线应一致，而且应与面部中线一致。对于牙列中线偏移者，应记录上、下颌中线之间及与面部中线之间的左右偏移程度。

正中咬合正位观、右侧位观、左侧位观分别见图2-3-8、图2-3-9、图2-3-10。

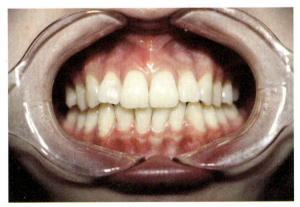

图 2-3-8　正中咬合正位观

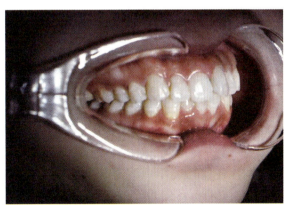

图 2-3-9　正中咬合右侧位观

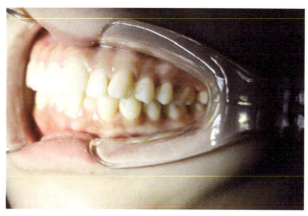

图 2-3-10　正中咬合左侧位观

五、颞下颌关节检查

（一）髁突动度检查

医师面对患者，以双手食指和中指指腹置于患者耳屏前、髁突外侧，嘱患者做开闭口运动，感触髁突活动度。或者将两手小指伸入外耳道内，贴外耳道前壁进行触诊，感受髁突活动度和冲击感。注意两侧对比观察。

（二）下颌运动检查

嘱患者做开闭口、前伸和侧方运动，检查两侧运动是否对称协调；有无运动受限和开口偏斜；有无杂音；触压关节及其周围组织，有无压痛。

耳屏前髁突触诊见图 2-3-11，经外耳道触诊见图 2-3-12。

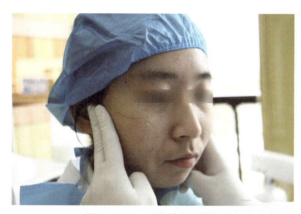

图 2-3-11　耳屏前髁突触诊

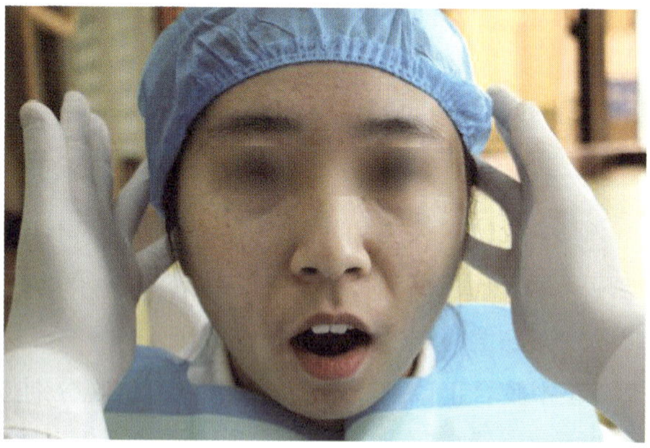

图 2-3-12　经外耳道触诊

（三）开口度检查

开口度检查是指大张口时，上、下中切牙切缘间能放入自己横指的数目，见图 2-3-13。开口度检查及记录见表 2-3-6。

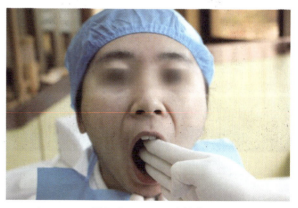

图 2-3-13　开口度检查

表 2-3-6　开口度检查及记录

能放入的手指数	检查记录	临床意义
3	正常	张口度正常
2	Ⅰ° 受限	轻度张口受限
1	Ⅱ° 受限	中度张口受限
1 以下	Ⅲ° 受限	重度张口受限

（四）咀嚼肌检查

1. 检查颞肌、咬肌的收缩力，观察两侧是否对称，触诊是否疼痛。

2. 口内检查。按照咀嚼肌的解剖部位，触诊颞肌前份（下颌支前缘向上）、翼外肌下头（上颌结节上方）、翼内肌下部（下颌磨牙舌侧后下方和下颌支内侧面），左右对比检查有无压痛等。

六、下颌下腺检查

（一）检查体位

医师位于患者侧前方，患者头稍偏向检查侧。

（二）检查方法

医师左手托住患者下颌骨下缘，右手食指放入舌下区，见图 2-3-14。

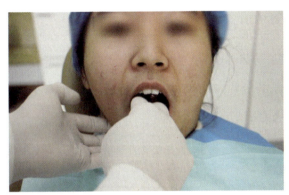

图 2-3-14　下颌下腺双手合诊

（三）检查内容

1. 有无结石。

2. 导管口与分泌物情况，导管粗细及质地。

3. 有无肿胀、肿物，形态，大小，质地，活动度，压痛等。

4. 两侧对比检查。

▼　实训要点

1. 牙髓活力温度测验与牙髓活力电测验的方法、记录及临床意义。

2. 牙周探诊检查器械、握持方法、探诊压力、方法及注意事项。

3. 社区牙周指数（CPI）检查器械、部位、方法及记录。

4. 咬合关系检查的体位、部位、内容及记录。

5. 颞下颌关节检查部位、内容及记录。

6. 下颌下腺检查体位、方法与内容。

评分内容			分值	得分	合计
牙髓活力温度测验	检查前医嘱	向患者说明检查目的，若有不适，举左手示意	0.5 分		
	隔离干燥	隔离测试区域，棉球擦干牙面	0.5 分		
	刺激源	冷测验用冰棒，热测验用牙胶条	0.5 分		
	测验部位	牙齿唇（颊）面中 1/3 处	0.5 分		
	测验顺序	先测对侧正常同名牙，后测对颌同名牙，再测健康邻牙	1 分		
	测验结果	正常；敏感；迟缓；无反应			
	临床意义	与健康对照牙相同，牙髓状态正常	1 分		
		一过性敏感，为牙髓充血；有延缓痛，为不可复性病变；激发或加剧疼痛，为急性炎症；冷刺激缓解、热刺激疼痛，为化脓性病变			
		牙髓慢性炎症，部分坏死或牙髓严重变性			
		牙髓坏死，牙髓严重变性			

评分内容			分值	得分	合计
牙周探诊	探诊器械	UNC-15 探针、Williams 探针、WHO（CPITN）探针	1 分		
	握持方式	改良握笔式，口内或口外支点	0.5 分		
	探诊方法	探查压力 20 ~ 25 g，牙周探针紧贴牙面，与牙体长轴平行，沿牙周袋底采用提插式行走	1 分		
	探诊位点	从牙的唇颊面远中、中央、近中，再到舌侧，每牙 6 个位点，依次进行检查并做记录	0.5 分		
	探诊内容	探查牙周袋深度、附着水平、是否出血溢脓、龈下根面是否有牙石和根分叉病变	1 分		

评分内容			分值	得分	合计
社区牙周数检查	指数牙	确定指数牙：17、16、11、26、27、36、37、31、46、47	0.8 分		
	握持方式	执笔式握持 CPI 牙周探针	0.5 分		
	探诊方法	探针与牙体长轴平行，紧贴根面插入龈沟内或牙周袋内，从远中向近中移动，做上下短距离颤动，提插式行走探查	0.5 分		
	探诊内容	探查牙龈出血、牙石分布、牙周袋深度	0.5 分		
	检查部位	检查全部指数牙的唇（颊）、舌（腭）面	0.5 分		

评分内容			分值	得分	合计
社区 牙周数 检查	计分标准	0 牙龈健康	1.2分		
		1 牙龈炎，探诊后出血			
		2 探诊发现牙石，但探针黑色部分全部暴露在龈袋外			
		3 早期牙周炎，探针黑色部分被龈缘部分覆盖，龈袋深度在 4 ~ 5mm			
		4 晚期牙周病，探针黑色部分被龈缘完全覆盖，牙周袋深度在 6mm 或以上			
		X 除外区段（少于两颗功能牙存在）			
		9 无法检查（不记录）			

评分内容			分值	得分	合计
咬合 关系 检查	磨牙 咬合 关系	中性𬌗：上颌第一磨牙近中颊尖咬合在下颌第一磨牙颊沟	1.5分		
		近中𬌗：上颌第一磨牙近中颊尖咬合在下颌第一磨牙颊沟远中			
		远中𬌗：上颌第一磨牙近中颊尖咬合在下颌第一磨牙颊沟近中			
	前牙 咬合 关系	覆𬌗	正常覆𬌗：上前牙覆盖下前牙唇面切 1/3 以内，且下前牙切缘咬在上前牙舌面切 1/3 内	1.5分		
			Ⅰ°深覆盖：上前牙切端至下前牙唇面的水平距离在 3 ~ 5mm 之间			
			Ⅱ°深覆盖：上前牙切端至下前牙唇面的水平距离在 5 ~ 7mm 之间			
			Ⅲ°深覆盖：上前牙切端至下前牙唇面的水平距离 > 7mm 以上			
		覆盖	正常覆盖：上切牙切缘到下切牙唇面水平距离 < 3mm			
			Ⅰ°深覆盖：上前牙切端至下前牙唇面的水平距离在 3 ~ 5mm 之间			
			Ⅱ°深覆盖：上前牙切端至下前牙唇面的水平距离在 5 ~ 7mm 之间			
			Ⅲ°深覆盖：上前牙切端至下前牙唇面的水平距离 > 7mm 以上			
	中线 关系	上下牙列中线是否一致，与面部中线是否一致（当不存在牙列拥挤时）	1分		

		评分内容	分值	得分	合计
颞下颌关节检查	面形检查	面部是否左右对称，下颌骨弓是否对称	0.5分		
	下颌运动检查	检查开口型、张口型、有无弹响	1分		
	关节动度检查	双手食指分别放置于双侧耳屏前和外耳道内，检查髁突动度	1分		
	咀嚼肌检查	检查颞肌、咬肌、翼外肌等咀嚼肌的收缩力，是否有压痛、双侧是否对称			
	口内检查	检查颞肌前份（下颌支前缘向上）、翼外肌下头（上颌结节后上方）、翼内肌下部（下颌磨牙舌侧后下方和下颌支内侧面）	1.5分		

		评分内容	分值	得分	合计
颌下腺检查	检查体位	患者取坐位，医师立于患者右前方或右后方	1分		
	检查手法	双合诊：一手食指放置于舌下区，另一手食指放置于同侧下颌下区，由后向前触诊	1分		
	检查内容	腺体和导管质地、有无结石，导管口有无红肿、挤压腺体后唾液分泌情况	1分		
		淋巴结大小、质地、活动度、有无压痛及粘连	1分		

▼ 达标练习

1. 下列关于牙髓活力温度测验的说法错误的是（　　　）。

A. 通过观察牙齿对不同温度的反应来判断牙髓状态的诊断方法

B. 正常牙髓对温度有一定的耐受范围（10～60 ℃）

C. 用低于10 ℃的冷刺激和高于60 ℃的热刺激测验，分别称为冷诊法、热诊法

D. 牙髓炎时疼痛阈值降低，感觉敏感

E. 牙髓变性时阈值提高感觉迟钝，牙髓坏死时无感觉

2. 牙髓活力电测验法与牙髓活力温度测验法的区别是（　　　）。

A. 疼痛程度　　　　B. 测验部位　　　　C. 刺激源

D. 测验顺序　　　　E. 测验目的

3. 下列关于牙周探诊的说法错误的是（　　　）。

A. 改良握笔法握持器械

B. 探诊压力掌握在20～25 g

C. 沿袋底提插式行走

D. 从牙的舌面远中、中央、近中，再到唇颊面，每牙6个位点

E. 探针紧贴牙面，与牙体长轴平行

4. CPI检查不包括（　　　）。

A. 提插式探查　　　　B. 牙龈出血　　　　C. 牙石分布

D. 牙周袋深度　　　　E. 附着水平

5.CPI 检查右下区段发现牙龈出血、牙石较多，探诊深度 6 mm，CPI 指数记为（　　　）。

    A. 1   B. 2   C. 3

    D. 4   E. 9

6.磨牙近中咬合关系（　　　）。

    A. 上颌第一磨牙近中颊尖对着下颌第一磨牙颊沟

    B. 上颌第一磨牙近中颊尖对着下颌第一磨牙颊沟的近中

    C. 上颌第一磨牙近中颊尖对着下颌第一磨牙颊沟的远中

    D. 上颌第一磨牙远中颊尖对着下颌第一磨牙颊沟的近中

    E. 上颌第一磨牙远中颊尖对着下颌第一磨牙颊沟的远中

7.开口度检查时，能放入一横指，记为（　　　）。

    A. 正常   B. Ⅰ° 受限   C. Ⅱ° 受限

    D. Ⅲ° 受限   E. Ⅳ° 受限

参考答案：

1. B；2. C；3. D；4. E；5. D；6. C；7. C

（李周胜，虞丛林）

重点笔记

任务 2.4 职业素养

实训目标

1. 掌握职业素养的基本内容。
2. 掌握口腔诊室的感染控制及防护分级管理。
3. 强化培养爱伤意识。

▼ 实训内容

（一）医师仪表与着装

医师衣着整洁、态度和蔼、举止得体，戴帽子、戴口罩、戴医用无菌手套。

（二）交叉感染控制

1. 基本防护。

（1）医师的个人防护：医师在治疗中应穿工作服，戴工作帽。手指是交叉感传播的主要载体，治疗前后均要充分洗手。使用一次性医用无菌手套，操作中手套破损应及时更换，双手戴手套后避免接触非操作必需的物品。高、低速手机插回治疗椅时车针朝向内侧，避免划破手套。整个治疗过程必须戴口罩，口罩湿润后应及时更换，必要时戴护目镜或塑料面罩，医师基本防护见图 2-4-1。

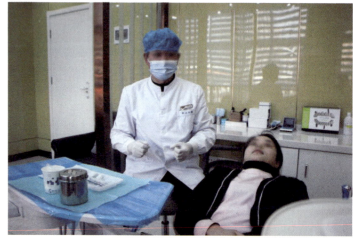

图 2-4-1 医师基本防护

（2）患者的防护：治疗前，患者用 0.12% 葡萄糖酸氯己定溶液或 0.02% 醋酸氯己定溶液漱口，可减少口腔内微生物和经空气传播的病原体数量。推荐使用一次性胸巾隔离。

（3）工作环境的防护：诊室保持良好的通风，空气流通可降低空气中悬浮微粒交叉感染的机会。定期进行空气消毒处理，常规用消毒剂处理工作台面和地面，推荐使用一次性防污膜。

2.术区的隔离。

（1）棉卷隔离法：用消毒棉球或棉卷放置于患牙的颊、舌侧，必要时同时放置于唾液腺开口处。唾液较多的患者可配合使用吸唾器，此方法简单易行，较常用。

（2）橡皮障隔离法：用一块橡皮膜，经打孔后套在牙齿上，利用橡皮的弹性紧箍于牙颈部，使牙齿与口腔完全隔离。橡皮障系统包括橡皮障、橡皮障架、橡皮障夹、橡皮障打孔器、橡皮障钳。

3.器械的消毒和灭菌　进入患者口腔内的所有诊疗器械，必须做到"一人一用一消毒或者灭菌"。凡接触患者伤口、血液、破损黏膜或者进入人体无菌组织的各类诊疗器械，包括牙科手机、车针、根管治疗器械、拔牙器械、手术治疗器械、牙周治疗器械、敷料等，使用前必须灭菌。

（1）器械的清洗和消毒。

（2）器械的包装。

（3）器械的灭菌。

（4）器械的贮存。

甲类流行病毒期间口腔门诊分级防护用品清单见表2-4-1。

表 2-4-1　甲类流行病毒期间口腔门诊分级防护用品清单

防护级别	外科口罩	防护口罩	防护面罩或护目镜	乳胶手套	工作服	隔离衣	防护服	工作帽	全面型面罩	鞋套	靴套
一级防护	√				√			√			
二级防护		√	√	√	√	√		√		√	
三级防护		√	√	√	√		√	√	√	√	√

（三）爱伤意识

1.检查前，医师向患者细心交代检查目的，术前耐心沟通，尽量缓解患者的紧张情绪，科学设计治疗方案。

2.术中操作动作轻柔，尽量避免非必要损伤。

▼　实训评分

评分内容			分值	得分	合计
职业素养	医师仪表	医师衣着整洁、态度和蔼、举止得体，戴帽子、口罩、医用无菌手套	1分		
	感染控制	严格遵守无菌操作	1分		
		防止交叉感染			
	爱伤意识	检查前说明检查目的及注意事项	1分		
		检查动作轻柔，未引起患者不适或损伤			

（李周胜，孙国运）

项目 3

基本操作技能

序号	主要内容
1	任务 3.1　口腔内科基本技术
2	任务 3.2　口腔修复基本技术
3	任务 3.3　口腔预防基本技术
4	任务 3.4　口腔颌面外科基本技术

考站名称	项目名称			必考	分值
第二考站（13项）40分	基本技能	口腔内科	1. 开髓术	2～3项	20分
			2. 离体磨牙近中邻𬌗面窝洞制备术		20分
			3. 龈上洁治术		10分
			4. 橡皮障隔离术		10分
		口腔修复科	5. 牙列印模制取		20分
			6. 后牙邻𬌗面嵌体的牙体预备术（执业）		20分
			7. 后牙铸造全冠的牙体预备术		20分
		口腔预防科	8. 窝沟封闭术		10分
			9. 改良 Bass 刷牙法（健康教育）		3分
			10. 牙线的使用指导（健康教育）		3分
		口腔颌面外科	11. 颌面部绷带包扎术（执业）		10分
			12. 口内缝合术（执业）		20分
			13. 牙槽脓肿切开引流术（执业）		10分
			14. 牙拔除术（含麻醉）		20分
			15. 口腔局部麻醉术		10分

任务 3.1 口腔内科基本技术

1. 掌握开髓术、离体磨牙邻𬌗面窝洞制备术、龈上洁治术、橡皮障隔离术的操作步骤。
2. 掌握上述口腔基本技术的要求及操作注意事项。

▼ 实训内容

一、开髓术

（一）实训用品

一次性口腔治疗盘（包括口镜、镊子、探针）、高速手机、低速手机、高速钨钢裂钻（557#）、低速球钻、开髓钻、小号 K 锉（10# 或 15#）、根管口探针（DG16）、离体牙等。

（二）基本要求

1. 根管器械能够循直线进入根管。
2. 洞口不能过大或过小：洞口过大会导致切割牙体组织量过多，洞口过小妨碍操作。
3. 洞壁修整光滑，与髓室壁连成一线。

（三）操作步骤

1. 估计深度　根据术前 X 线片（图 3-1-1）了解髓室的形态、髓室顶与髓室底的距离，避免穿通髓室底及髓室壁。

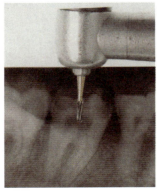

图 3-1-1　术前 X 线片

2.去净龋坏组织和穿通髓腔 穿通髓腔前去净龋坏组织（图3-1-2），于近髓处或髓腔最明显处穿通（图3-1-3）。仔细体会钻针进入髓腔瞬间的"落空感"。

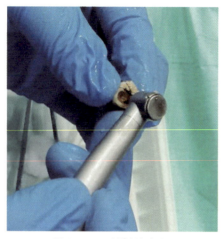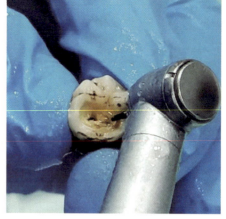

图 3-1-2 去除龋坏组织　　　　　　　　　　　　　　图 3-1-3 穿通髓室

3.揭除髓室顶 穿通髓腔后，用球钻向冠方提拉揭除髓室顶（图3-1-4），不可向根方切削，以免破坏髓室壁或髓室底。用探针或小号K锉进行探查后揭除（图3-1-5），不可一次揭除过多，要留有余地，以利于后面的洞形修整。

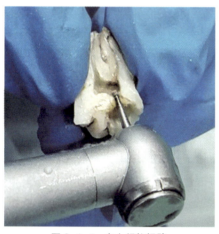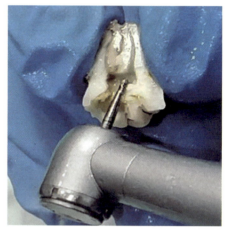

图 3-1-4 向上提拉揭除　　　　　　　　　　　　　　图 3-1-5 揭除髓室顶

4.修整洞形 洞缘修整圆缓，形成所需的形状，同时修整洞壁与髓室壁的连续性（图3-1-6）。

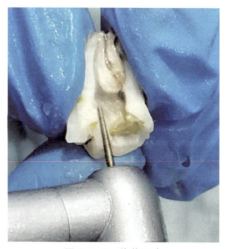

图 3-1-6 修整洞壁

5.清理髓腔和探查根管口　开髓过程中要不断冲洗髓室，以保证髓腔干净和视野清晰。用根管口探针及小号 K 锉检查根管口的位置、根管数目、根管走向。

（四）开髓部位、方法及洞口形态

各牙开髓部位、方法及洞口形态见表 3-1-1。

表 3-1-1　各牙开髓部位、方法及要点、洞口形态

牙　位	开髓部位	开髓方法及要点	开髓后的洞口形态
上颌前牙	舌隆突稍上方的舌面窝	钻针垂直于舌面进入，至釉质牙本质层界时，移行钻针与牙体长轴平行，穿通髓腔后，提拉式揭除髓室顶，修整洞壁与洞形	开髓洞口呈略圆三角形，三角形底边朝向切缘，尖朝向舌隆突；尖牙开髓洞口外形为唇舌径大于近远中径的椭圆形
下颌前牙	同上	操作步骤与上颌前牙基本相同，下颌前牙髓腔近远中径窄小，穿通后稍做唇舌向切削。为避免遗漏舌侧根管，洞形可略向舌侧扩展	下颌前牙开髓洞口外形为唇舌径略长的椭圆形
上颌前磨牙	𬌗面中央沟正中点	在𬌗面中央沟中点处垂直进入，穿通髓腔后做颊舌向切削，控制近、远中向切削量	𬌗面形成颊舌径大于近、远中径的长椭圆形
下颌前磨牙	𬌗面窝略偏颊尖处	在𬌗面远中窝偏颊尖处垂直进针，穿通髓腔后，钻针与牙体长轴平行做颊舌向切削	开髓洞口形态为𬌗面颊舌径略大于近、远中径的短椭圆形，洞口偏颊侧
上颌磨牙	𬌗面中央窝（近中窝）	裂钻从𬌗面中央窝处穿通髓腔，球钻提拉式揭除髓室顶，边揭除边用探针探查，髓室顶揭除后，修整洞壁	开髓洞口为颊舌径大于近、远中径的圆三角形，三角形底边在颊侧，尖向腭侧；第二磨牙开髓外形则为较扁的三角形
下颌磨牙	𬌗面中央窝处偏颊侧及近中	开髓方法及要点与上颌磨牙基本相同	开髓洞口为底边在近中，尖向远中的圆三角形；远中为双根管时，可制备成圆长方形，近远中径大于颊舌径

（五）注意事项

1.上颌侧切牙的髓腔体积较小，应避免在牙颈部唇侧壁形成穿孔。

2.下前牙开髓时，洞口应适当向舌侧扩展，防止舌侧根管遗漏。

3.上颌第一前磨牙髓角高，开髓过程中不要将髓角当成根管口。

4.下颌磨牙穿通髓腔时，注意不要损伤或者穿通髓室底。

二、离体磨牙邻𬌗面窝洞制备术

（一）实训用品

一次性口腔治疗盘（包括口镜、镊子、探针）、高速手机、低速手机、高速钨钢裂钻（557#）、低速球钻、倒锥钻、离体牙等。

（二）制备要求

1.邻面洞制备要求　①颊、舌壁应到达自洁区，且略向𬌗方聚合，形成龈方大于𬌗方的梯形；②龈壁位于健康牙体组织上，与邻牙有 0.5 mm 的间隙；③颊、舌壁应沿釉柱方向略向外敞开，防止形成无基釉。

2.殆面洞制备要求　①制备鸠尾洞形，大小应与邻面洞相匹配；②鸠尾峡应位于殆面轴髓线角偏中央窝处，磨牙鸠尾峡的宽度为颊舌径宽度的 1/4 ~ 1/3；③殆面鸠尾洞形应避开重要的牙尖和三角嵴。

（三）操作步骤

1.邻面洞制备　裂钻在咬合面边缘嵴的内侧钻入邻面，并向颊舌向扩展。向龈方加深，形成颊、舌侧壁、龈壁及轴壁，形成龈方大于殆方的梯形邻面洞形。龈壁宽度 1 ~ 1.5 mm，与牙体长轴垂直。轴壁突度与邻面平行，见图 3-1-7。

2.殆面洞制备　殆面制备鸠尾形。从邻面釉牙本质界下 0.2 ~ 0.5 mm 深处，向殆面中央窝扩展，形成鸠尾形。殆面呈典型盒状洞形，洞深 1.5 ~ 2.0 mm，洞形圆缓，避开牙尖及三角嵴。控制鸠尾峡宽度。

3.修整洞形　注意邻面洞的洞缘角、邻面洞的梯形固位、轴髓线角的圆钝、鸠尾峡的宽度，修整洞壁及点线角圆钝。上颌磨牙制备完成见图 3-1-8。

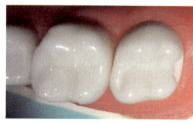
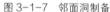
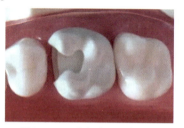

图 3-1-7　邻面洞制备　　　　图 3-1-8　上颌磨牙制备完成

（四）注意事项

1.邻面洞颊舌壁外展不能越过邻轴线角。

2.龈壁与牙体长轴垂直，近远中宽度 1 ~ 1.5 mm。

3.邻面洞轴壁应与邻面弧度平行。

4.轴髓线角圆钝。

三、龈上洁治术（手用器械洁治）

（一）实训用品

一次性口腔治疗盘（包括口镜、镊子、探针）、镰形洁治器、锄形洁治器、磨光器、慢速弯手机、抛光杯、抛光膏、碘甘油、棉球等。

（二）操作步骤

1.术前了解患者有无血液病史、肝炎、肺结核等传染病病史及其他全身情况，以确定是否可以进行洁治治疗。

2.将口腔分为 6 个区，即上前牙区、右上后牙区、左上后牙区、下前牙区、右下后牙区、左下后牙区。分区进行洁治，先上颌前牙、下颌前牙，再上颌后牙、下颌后牙。也可先洁治牙结石较多的牙齿，再洁治牙结石较少的牙齿。

3.握持器械和支点　以改良握笔式握持器械（图 3-1-9），即用拇指、食指握持器械，中指指腹放于洁治器的颈部，同时以中指或中指加无名指放于洁治牙附近的牙作为支点，以腕部发力刮除牙结石。

4.洁治方法　工作头前部的刃口 1 ~ 2 mm 放在牙结石的根方且紧贴牙面，刀刃与牙面约成 80°，腕部发力，用拉推力做垂直向、水平向、斜向刮治（图 3-1-10），尽量用力将牙结石整块从牙面刮下，避免层层刮削。先用镰形刮治器去除唇舌面大块牙结石，再用锄形器去除细小牙结石。

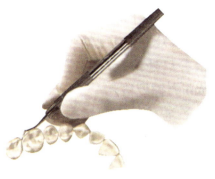

图 3-1-9 改良握笔式

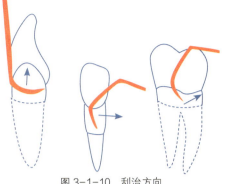

图 3-1-10 刮治方向

5.磨光 洁治完成后，在牙面上涂磨光剂，用橡皮杯磨光牙面（图 3-1-11）。

6.局部上药 冲洗、干燥，以镊子或探针将适量碘甘油置于龈沟内（图 3-1-12）。

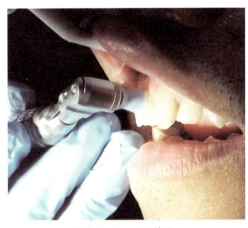

图 3-1-11 牙面磨光

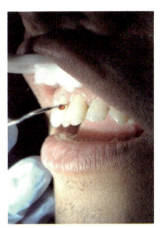

图 3-1-12 龈沟上碘甘油

（三）注意事项

1.邻面牙结石易被遗漏，应将洁治器从颊舌两侧均深入邻面超过 1/2，以保证刮净邻面牙结石。

2.支点要稳，避免突然滑脱损伤牙龈或口腔黏膜。

3.洁治完成后，用探针仔细检查，尤其是邻面和颈缘处，避免遗漏。

四、橡皮障隔离术

（一）实训用品

橡皮障、打孔器、橡皮障夹、橡皮障夹钳、橡皮障支架、牙线、弹性绳、剪刀、吸引器等，部分工具见图 3-1-13。

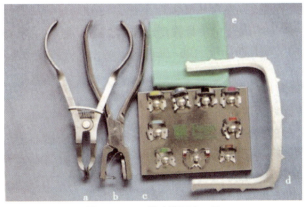

图 3-1-13 橡皮障隔离工具

（二）操作步骤

1.术区准备　根据治疗需要和患者口腔条件选择固位牙的牙位和数目。清洁需隔离的牙齿，除去牙结石。用牙线检查接触点，并使邻面光滑。牙间隙过紧、牙线不能通过时，应先分离牙齿获得间隙。锐利的牙齿边缘应适当调磨，以免导致橡皮布撕裂。

2.选择橡皮布　根据牙位和治疗内容选择橡皮布。牙髓病治疗多选用不易撕裂的中、厚型橡皮布；前牙或刚萌出的牙则宜用薄型橡皮布。浅色为半透明，便于在橡皮布下放置 X 线胶片；深色可以增加手术视野的对比度，但易造成术者视觉疲劳。橡皮布暗面朝向术者，以减少炫光。橡皮布要能完全盖住口腔。

3.打孔　根据所需隔离的牙位，可利用打孔模板，在橡皮布上标记打孔的位置进行打孔。也可将橡皮布分为 4 个象限，依照上下颌牙，确定患牙所在位置，并作记号，留出足够的边缘。患牙越位于远中，打孔越靠近橡皮布的水平中线。打孔要求边缘整齐，大小合适，见图 3-1-14。

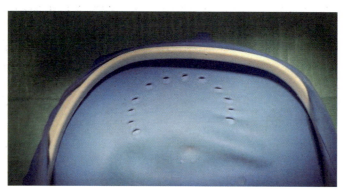

图 3-1-14　打孔

（1）打孔的范围：上颌牙约在橡皮布上缘以下 2.5 cm 处，由正中按牙位向下、向外略成弧形。下颌牙约在橡皮布下缘以上 5 cm 处，由正中按牙位向上、向外略成弧形。

（2）打孔的大小：多孔打孔器工作端转盘上的孔直径为 0.5 ~ 2 mm，应按牙齿大小选择合适的打孔直径。通常 5 孔打孔器由小至大依次对应的牙位为：下颌切牙、上颌切牙、尖牙和前磨牙、磨牙、较大磨牙或橡皮障优先法时的磨牙。

（3）孔间距离：取决于牙间隙的宽度，一般间隔 2 ~ 3 mm。

（4）打孔的数目：按牙位、治疗的牙数和缺损的部位决定打孔的数目。例如，治疗咬合面洞打 1 个孔；治疗 Ⅱ 类洞或两颗患牙时打 2 ~ 3 个孔；治疗两颗以上患牙时，则要比治疗牙数多打 1 ~ 2 个孔；前牙易滑脱，有时治疗 1 颗牙需打多个孔。

（5）将橡皮布对着牙齿的一面在打孔区周围涂上一层润滑剂，方便橡皮布进入牙间隙；同时在患者的口角处也应涂上润滑剂，以减小橡皮布对口角处的摩擦。

4.放置橡皮障　根据不同的橡皮障夹或橡皮布打孔方法，可分别采取翼法、橡皮布优先法、弓法、橡皮障夹优先法等橡皮障放置方法。翼法是在口内操作时间最短的方法，最适合只暴露一颗患牙的治疗。以下分别介绍翼法和橡皮布优先法。

（1）翼法：常用于单颗牙隔离（图 3-1-15）。

①将有翼橡皮障夹的翼部套入已经打好孔的橡皮布，露出橡皮障夹体部。

②用橡皮障夹钳撑开橡皮障夹，连同橡皮布一起夹在牙颈部，夹的弓部位于牙的远中。

③用水门汀充填器的扁铲端或手指将翼上方的橡皮布推至翼下牙颈部，暴露翼部。

（2）橡皮布优先法：常用于多颗牙的隔离（图 3-1-16）。

①双手撑开已经打好孔的橡皮布，按打孔部位套入牙齿并推向牙颈部，邻面不易滑入时，可用牙线帮助橡皮布通过接触点；若有两个以上的牙和孔，应逐一从远中向近中套入。

②选择合适的橡皮障夹，并用橡皮障夹钳将橡皮障夹固定到牙颈部。隔离单颗牙时，橡皮障夹的弓部必须放置在远中。

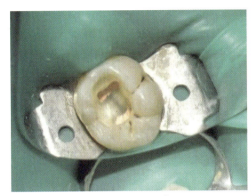
图 3-1-15　翼法

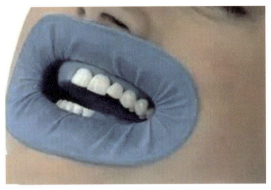
图 3-1-16　橡皮布优先法

橡皮障夹就位后，用橡皮障支架将橡皮布游离部分在口外撑开；"U"形支架的开口端朝鼻孔方向，支架的凹部朝向面部，其弧度与颏部一致；橡皮布固定于支架的小钉突（或三角突起）上。

放置橡皮障后，需要调整橡皮布在口外支架上的位置，使其张力适当，不发生移位，且完全覆盖口腔，上缘不能阻挡鼻孔，下缘达颏下部。

5.拆卸橡皮障　治疗结束后，单颗牙可先用橡皮障夹钳取下橡皮障夹，再将橡皮障支架和橡皮布一并取出。如果是多颗牙或邻面洞，则需用剪刀剪除牙间的橡皮布，再除去橡皮障夹，将支架和橡皮布一并取出。

（三）注意事项

1.橡皮障夹的喙应位于牙齿外形高点的下方，与牙齿至少有 4 点接触。

2.出现微渗漏时，可使用牙周塞治剂、水门汀或者流动树脂封闭渗漏处。

3.剩余牙体组织少或者冠外形固位力差的牙齿，要选择固位力高或能够夹持到龈下的橡皮障夹，也可将橡皮障夹固定在邻牙。

4.牙齿存在薄弱部位时，要防止橡皮障夹的喙部接触这些薄弱部位，以免造成牙齿组织崩裂。

▼　实训要点

1.开髓术的要求、操作步骤，各牙开髓部位、开髓方法及开髓后的洞口形态。

2.磨牙邻𬌗面窝洞制备术的要求，邻面洞和𬌗面洞的形态以及各洞壁的要求。

3.龈上洁治术的基本要求、操作要点以及注意事项。

4.橡皮障隔离术的物品、操作方法以及操作注意事项。

		评分内容	分值	得分	合计
开髓术	估计深度	估计髓室穿通后，钻针到达的深度	1分		
	穿通髓室	除净龋坏组织	2分		
		穿通髓室	2分		
	揭除髓室顶	球钻冠方提拉，未向根方切削，未破坏髓室底	3分		
		完整揭除髓室顶	4分		
	修整洞形	洞壁光滑，洞缘线圆缓	2分		
		洞壁与髓室壁连续	2分		
	清理髓腔	髓腔干净，视野清晰	2分		
	探查根管口	直视下看清髓室和根管口，K锉直线进入根管深部	2分		

		评分内容	分值	得分	合计
离体磨牙近中邻𬌗面窝洞制备术	邻面洞制备	邻面洞呈龈方大于𬌗方的梯形	2分		
		龈壁平直，宽度为1.0～1.5mm，龈壁距离邻牙至少0.5mm间隙	2分		
		颊、舌壁外展至自洁区	2分		
		轴壁与龈壁垂直，与邻面弧度一致	2分		
	𬌗面洞制备	𬌗面洞大小与邻面洞匹配，避开牙尖和三角嵴	2分		
		𬌗面洞深1.5～2mm	2分		
		鸠尾峡位于髓壁正中，宽度为颊舌径的1/4～1/3	4分		
		鸠尾尾部直径大于鸠尾峡，呈圆缓形膨大	2分		
		底平、壁直、点线角清晰圆钝	2分		

		评分内容	分值	得分	合计
龈上洁治术	医患体位	患者体位：上颌牙𬌗平面与地平面成45°；下颌牙𬌗平面与地平面平行	0.5分		
		医师体位：根据牙位不同，医师在患者7～13点位，医师肘部高度与患者头部相平	0.5分		
	器械选择、握持方式及特点	前牙：前牙镰刀形洁治器			
		后牙：后牙弯镰刀形洁治器	1分		
		颊、舌侧：锄形洁治器			
		改良握笔式握持洁治器	1分		

		评分内容	分值	得分	合计
龈上洁治术	器械选择、握持方式及特点	中指或中指与无名指紧贴做支点	0.3分		
		口内支点在邻牙上，尽量靠近治疗区	0.2分		
		支点稳固，用力时不得失去支点	0.5分		
	操作方式	牙刃关系：洁治器工作面与牙面成80°，洁治器尖端紧贴牙面，不得刺伤牙龈	1分		
		用力方式：腕部用力，以支点为中心，传力至器械，去除牙结石，个别精细部位可用指力	1.5分		
		用力方向：向冠方用力，也可向颊、舌水平方向用力，但不得向龈方用力	1分		
	洁治后检查和处理	用探针检查邻面和龈下1～2mm有无残留牙结石	0.5分		
		用3%双氧水溶液冲洗洁治区域	0.5分		
	洁治效果	牙结石去除干净	1分		
		牙龈无损伤	0.5分		

▼ 达标练习

1. 窝洞制备时，洞底点线角处的倒凹深度是（ ）。
   A. 0.5 mm　　　　　　B. 1 mm　　　　　　C. 0.2 mm
   D. 0.8 mm　　　　　　E. 1.2 mm

2. 上颌第一前磨牙开髓后，𬌗面洞口的近远中径是牙齿𬌗面近远中径的（ ）。
   A. 1/2　　　　　　　B. 1/3　　　　　　C. 1/4
   D. 1/5　　　　　　　E. 2/3

3. 手用器械洁治时，洁治器的刀刃与牙面所成的角大约是（ ）。
   A. 60°　　　　　　　B. 30°　　　　　　C. 40°
   D. 80°　　　　　　　E. 20°

4. 用橡皮障隔离术隔离单颗牙时，采用的方法是（ ）。
   A. 翼法　　　　　　　B. 橡皮布优先法　　　C. 弓法
   D. 橡皮障夹优先法　　E. 反波浪法

5. 磨牙邻𬌗面窝洞制备时，邻面的龈壁距邻牙（ ）。
   A. 0.5 mm　　　　　　B. 1 mm　　　　　　C. 0.2 mm
   D. 0.8 mm　　　　　　E. 1.2 mm

6. 上颌尖牙开髓洞口形态为（ ）。
   A. 三角形　　　　　　B. 圆形　　　　　　C. 椭圆形
   D. 长方形　　　　　　E. 正方形

（陈欢）

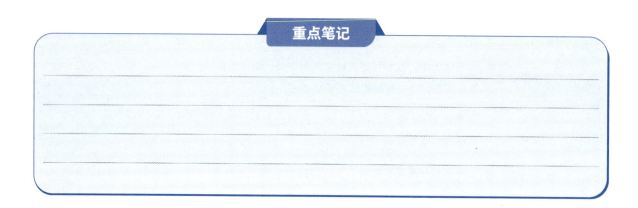

项目 3

基本操作技能

任务 3.2　口腔修复基本技术

1. 掌握牙列印模制取、后牙邻𬌗面嵌体的牙体预备术、后牙铸造全冠的牙体预备术的操作步骤。
2. 掌握上述基本技术的操作要求及注意事项。

▼　实训内容

一、牙列印模制取

临床医师通过对患者的检查、诊断，确定治疗方案，然后进行牙体预备，制取印模。高质量的印模是制作优良修复体的重要前提，临床医师应按以下规范完成。

（一）实训用品

一次性口腔治疗盘（包括口镜、镊子、探针）、仿真头模、工作模型、上下颌托盘、藻酸盐印模材料、调拌刀、橡皮碗等。

（二）操作步骤

1. 体位调整　调整患者体位和头位，取印模时，患者最好保持上下颌牙弓𬌗平面与地平面平行。取上颌印模时，患者的上颌与医师的肘部相平或稍高，取下颌印模时，患者的下颌与医师上臂中份相平。

2. 托盘的选择（以制取上、下颌全口印模为例）　临床上通常使用成品托盘，选择托盘时根据患者的口腔情况从托盘的长度、宽度和高度3方面来考虑。

（1）托盘的长度：上颌托盘后缘应盖过上颌结节和颤动线，下颌托盘后缘应盖过最后一个磨牙或磨牙后垫区。

（2）托盘的宽度：托盘要略大于牙弓，其内面与牙弓内外侧有 3～4 mm 间隙以容纳印模材料。

（3）托盘的高度：托盘边缘止于距黏膜皱襞 2 mm 处，且不能妨碍系带、唇、舌及口底软组织的功能和活动。

另外，托盘可进行调改，或用蜡、印模膏加添托盘边缘长度及高度，如无合适的成品托盘，则需为患者制作个别托盘。

3.制取印模。

（1）制取下颌印模：将调好的印模材料放入选好的托盘内，用左手持口镜或以手指牵拉患者左侧口角，右手将托盘旋转放入口内，托盘柄对准中线，就位时要轻加压力颤动就位，固定好托盘，在印模材料的可塑期做肌功能修整，肌功能修整分主动修整和被动修整。主动修整由患者完成，被动修整由医师完成。一般下颌分为前牙区和双侧后牙区3区，医师用手牵拉患者的唇颊部向上、向前、向内做修整，然后用双手拇指放在托盘的双尖牙区固定托盘。也可用右手的食指和中指放在托盘的双尖牙区来固定。

（2）制取上颌印模：将调好的印模材料放入选好的托盘内，用左手持口镜或以手指牵拉患者左侧口角，右手将托盘旋转放入口内，托盘柄对准中线，就位时要轻加压力颤动就位，取上颌时使托盘的后部先就位，前部后就位，以使多余印模材料由前部排出。固定好托盘，在材料的可塑期做肌功能修整，方法与下颌相同，然后用双手食指和中指放在托盘的双尖牙区固定托盘。也可用右手的食指和中指放在托盘的双尖牙区来固定。

4.取出印模　待印模材料完全凝固后取出印模。取下颌印模时让患者轻抬舌部，医师慢慢取出，勿用暴力，以防脱模。取上颌印模时让患者发"啊"音，医师慢慢取出。

5.检查印模质量　对照口内情况对印模进行检查，检查印模是否完整、清晰，有无缺损、气泡，覆盖区域是否取全，系带切迹是否清楚，边缘伸展是否适度，如有缺陷应重新制取。上颌硅橡胶印模见图3-2-1。

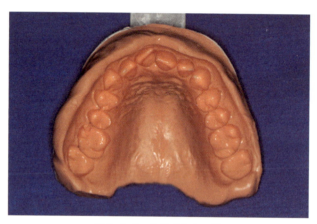

图3-2-1　上颌硅橡胶印模

（三）注意事项

印模制取过程中，医师应充分体现爱伤意识，消除患者的紧张情绪，动作轻柔，体位正确，避免托盘压迫、损伤口腔组织，避免过多的印模材料流到咽部，刺激咽部，导致患者恶心，保证患者舒适和印模质量。

二、后牙邻𬌗面嵌体的牙体预备术

（一）实训用品

一次性口腔治疗盘（包括口镜、镊子、探针）、仿真头模、工作模型、高速涡轮手机、金刚砂车针、咬合纸等。

（二）操作步骤

1.器械握持方式及支点　左手固定离体牙，操作过程中离体牙𬌗面始终向上，不能随意翻转。

握笔式持高速涡轮手机，以左手无名指或中指为支点。

2. 由边缘嵴入钻，可先预备殆面洞形，再向邻面扩展。也可先预备邻面，向牙颈部加深的同时向颊舌向扩展，形成箱状洞形，再由邻面向殆面中央扩展，形成殆面洞。

先除净龋坏腐质，咬合纸检查确定咬合接触点位置。用钨钢裂钻或金刚砂平头锥形车针从殆面缺损或龋坏最宽处开始预备，预备深度2 mm，底部平整。去除无基釉，向周围扩展，洞形轴壁直，向殆方外展2°～5°，殆面洞形边缘避开咬合接触点1 mm距离。在近邻面缺损侧的颊舌尖三角嵴之间形成鸠尾峡部。鸠尾峡部宽度为颊舌尖宽度的1/3～1/2。如果缺损较深，则不必要求预备一致的洞底深度，以免造成露髓或近髓。邻面箱状洞形预备用稍细一点的平头锥形车针，将殆面洞形向邻面缺损扩展，将邻面缺损处向颊、舌、龈方扩展，形成邻面箱状洞形。邻面箱形的颊舌壁和龈壁的边缘均应在邻面接触区外的颊舌龈外展隙内。邻面颊舌壁外展2°～5°，与殆面洞形的颊舌壁移行，龈壁平直与髓室壁垂直，龈壁宽1 mm。

3. 修整邻殆面洞各壁及点线角，在殆面及邻面洞形的边缘预备洞缘斜面，精修完成。

（1）洞缘斜面预备：倾斜车针，在殆面及邻面洞形的边缘处预备45°的洞缘斜面，宽度略小于1 mm。邻面的洞缘斜面可用细锥形车针预备。

（2）精修完成：修整洞形，邻殆面洞各壁平滑连续，点／线角圆钝，洞缘斜面清楚、连续。

4. 预备结果。

（1）殆面部分深度2 mm。鸠尾峡部位于邻缺损侧颊、舌尖之间；宽度为颊舌尖宽度的1/3～1/2，小于邻面洞宽，小于膨大部洞宽。膨大部位于中央窝，颊、舌侧对称膨出；小于邻面洞宽。

（2）邻面部分颊、舌洞缘位于外展隙内，颊、舌壁略外敞。颊舌壁向殆方外展2°～5°，龈阶位于釉牙骨质界殆方1 mm左右。龈壁宽度约1 mm。

（3）底、壁、角底平，壁直外展2°～5°，无倒凹，点线角圆钝清晰。

（4）洞缘斜面、洞缘斜面呈45°，宽约1 mm。

（5）抗力形剩余牙体组织具有足够抗力，无薄壁弱尖，殆面洞边缘避开咬合接触点。后牙邻殆面嵌体工作模型见图3-2-2。

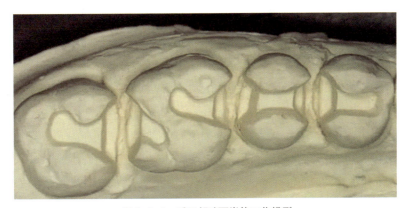

图3-2-2 后牙邻殆面嵌体工作模型

（三）注意事项

1. 左手固定离体牙，操作过程中离体牙殆面始终向上，不能随意翻转。

2. 握笔式持高速涡轮手机。

3. 以左手无名指或中指为支点。

4. 殆面洞用较粗的平头锥形金刚砂车针。

5. 邻面预备用较细的平头锥形金刚砂车针。

三、后牙铸造全冠的牙体预备术

（一）实训用品

一次性口腔治疗盘（包括口镜、镊子、探针）、仿真头模、工作模型、高速涡轮手机、金刚砂车针、咬合纸等。

（二）操作步骤

1. **𬌗面预备**　用柱形金刚砂车针将发育沟及颊舌尖磨出深约1 mm的沟作为引导沟，再用桃形磨石依照𬌗面解剖形态，均匀磨除1 mm，为金属冠提供足够的厚度。

2. **颊舌面预备**　用锥形或柱形金刚砂车针磨除颊、舌面的凸度，消除倒凹，使牙冠的最大周径降至龈缘处，在颊舌面𬌗缘处应适当多磨除一些牙体组织，以缩窄𬌗面的颊舌径，减小𬌗力。

3. **邻面预备**　用细长的柱形金刚砂车针沿患牙邻面颊舌向磨切，预备出足够的间隙且消除倒凹，近、远中面应与牙长轴平行或向𬌗方聚合2°～5°。

4. **轴角预备**　用金刚砂车针将锐利的轴角、𬌗轴角和点角磨圆钝，并形成与牙体解剖形态一致的𬌗外展隙和颊舌侧外展隙。

5. **颈部预备**　一般采用刃状肩台或135°肩台，用锥形或柱形金刚砂车针。

6. **精修完成**　确认在下颌各向运动时预备体𬌗面均有适当空隙，检查𬌗面间隙常用方法包括：①用八层咬合纸放于预备体𬌗面，让患者咬合，检查𬌗面无明显印迹即可；②将烤软蜡片放在患牙𬌗面咬合，冷却后取出，用蜡型厚度测量卡尺测量最薄处蜡片厚度，直至合适。要求预备体的轴面无倒凹，磨光𬌗面边缘及轴线角，完成牙体预备。后牙铸造全冠牙体预备见图3-2-3。

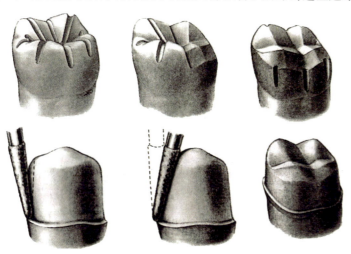
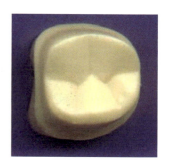

图3-2-3　后牙铸造全冠牙体预备

（三）注意事项

高速手机的握持使用改良握笔式，要注意支点的位置，用无名指做支点，越接近患牙越好。

▼　实训要点

（一）牙列印模制取

1. 体位的调整。

2. 托盘的选择　选择长度、宽度、高度合适的托盘。

3. 制取印模　依次制取下颌印模，制取上颌印模。

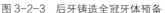

4. 取出印模。

5. 爱伤意识。

6. 检查印模质量。

（二）后牙邻𬌗面嵌体的牙体预备术

1. 握持方式及支点。

2. 器械选择。

3. 操作步骤。

（1）由边缘嵴钻入，可先预备𬌗面洞形，再向邻面扩展。

（2）修整邻𬌗面洞各壁及点线角，在𬌗面及邻面洞形的边缘预备洞缘斜面，精修完成。

（三）后牙铸造全冠的牙体预备术

1. 器械的选择。

2. 器械的使用。

3. 操作过程　𬌗面预备、颊舌面预备、邻面预备、轴角预备、颈部预备、精修完成。

▼　实训评分

评分内容			分值	得分	合计
牙列印模制取	体位与医嘱	调整椅位，头托支持、固定患者头部；取上（下）颌牙列印模时，使上（下）颌牙弓𬌗平面与地面平行	1.5 分		
		取上颌印模时，患者的上颌与医师肘部相平或稍高，医师在后位。取下颌印模时，医师上臂中份与患者下颌相平，医师在前位	1.5 分		
		医师嘱患者放松配合。取上颌印模时嘱患者深呼吸，防止恶心。取下颌印模时嘱患者配合抬舌	1 分		
	选择托盘	口内比试：选择成品牙列印模托盘放入患者口内，检查大小是否与患者的牙弓长、宽、高适合，如不适合可进行适当修改	2 分		
		大小选择：托盘与牙弓内外侧应有 3～4 mm 的间隙。翼缘不妨碍唇、颊、舌活动。托盘适合牙弓弧度	3 分		
	取印模	托盘就位：用口镜牵开一侧口角。将盛有印膜材料的托盘旋转放入口内	2 分		
		取下颌功能塑形：托盘就位后，在印模材料硬固前进行适当的唇、颊、舌的功能塑形	2 分		
		稳定：保持托盘稳定至印模材料完全硬固	1 分		

续表

		评分内容		分值	得分	合计
牙列印模制取	印模取出		取出手法正确，不使用暴力	1分		
	爱伤意识		操作过程中动作轻柔，避免患者不适	1分		
	印模质量		牙列印模完整。边缘伸展适度，系带切迹清楚。印模清晰，无气泡。无脱模，无变形	4分		

			评分内容		分值	得分	合计
后牙邻𬌗面嵌体的牙体预备术	预备过程	握持及支点		左手将离体牙固定握持，操作中牙𬌗面始终朝向上方，不能随意翻转，右手握笔式持机头，以环指或中指做支点	2分		
		预备顺序		由边缘嵴钻入，先预备邻面洞，再向牙颈部加深的同时向颊舌方向扩展。先预备邻面后向𬌗面中央扩展，形成鸠尾	2分		
		预备步骤		先用球钻寻入口，再用裂钻将窝洞钻入一定深度，去除腐质并扩大洞形，形成鸠尾形，窝洞洞底修平整，洞壁无倒凹或适当地外展 2° ~ 5°	1分		
	预备结果	窝洞形态各壁位置和深度	邻面部分	呈梯形（𬌗方小，龈方大），钻磨到牙颈线以上 1mm 处，龈壁宽 1 ~ 1.5mm。	3分		
			𬌗面部分	鸠尾峡的宽度为邻面边缘嵴的 1/3 ~ 2/3，位于轴髓角的内侧，轴髓线角应圆钝，鸠尾宽于鸠尾峡，小于边缘嵴处洞宽，洞深位于釉牙本质界下 0.5 ~ 1mm	7分		
			壁线角	𬌗面洞底平壁直，邻面洞颊舌壁外敞、龈壁平直、轴壁弧形与牙邻面一致，轴髓线角圆钝，洞缘线圆缓流畅	2分		
			深度	牙本质浅层（釉牙本质下 0.5 ~ 1mm）	3分		

			评分内容		分值	得分	合计
后牙铸造全冠的牙体预备术	操作过程	体位		仿真头模下颌牙列呈水平位，稍高于医师肘部，医师位于仿真头模右前方 7、8 点钟位置	1分		
		握持及支点		握笔式持高速涡轮手机	0.2分		
				支点：无名指或中指（在硬组织上）	0.3分		
		器械选择		𬌗面、颊、舌面指示沟（导沟）用 1 号车针。𬌗面预备用 1 号或 2 号车针。𬌗面、颊舌面预备用 1 号车针。邻面打开接触区用 3 号车针。邻面预备用 1 号车针。精修完成用 1 号车针	2分		

评分内容			分值	得分	合计
后牙铸造全冠的牙体预备术	操作过程	操作步骤	操作要求：喷水冷却，间断磨除	0.5 分		
			预备顺序：𬌗面、颊舌面、邻面、精修完成	1 分		
			𬌗面预备	1 分		
			颊面预备	1 分		
			舌面预备	1 分		
			邻面预备	1 分		
			精修完成	1 分		
	预备检查	整体	各线角光滑、圆钝	1 分		
		𬌗面	𬌗面均匀磨除 1 mm（𬌗面间隙）。保持𬌗面形态。形成功能尖斜面	2.5 分		
		轴面	各轴面无倒凹。聚合度合适（5°～6° 的内聚角）	2.5 分		
		边缘	为 0.5 mm 宽的浅凹形边缘，位于龈缘上 0.5 mm。龈缘边缘光滑连续	2 分		
		保护邻牙	近、远中邻牙无损伤	2 分		

▼ 达标练习

1. 在嵌体修复的牙体预备中，下列说法正确的是（　　　）。

   A. 预备的洞形应有倒凹

   B. 预备洞形的所有轴壁应内聚 2°～5°

   C. 洞缘应有斜面

   D. 洞缘应无斜面

   E. 不可做预防性扩展

2. 嵌体预备时，下列做法错误的是（　　　）。

   A. 去净病变腐质　　　　　　　　　　B. 轴面最大周径线降至龈缘

   C. 适当磨改异常的对𬌗牙　　　　　　D. 提供良好的固位形和抗力形

   E. 预防性扩展

3. 嵌体箱状洞形的轴壁应（　　　）。

   A. 相互内聚不超过 2°　　B. 相互内聚 2°～5°　　C. 相互平行或外展 2°～5°

   D. 外展不超过 15°　　　　E. 相互平行或内聚不超过 2°～5°

4. 铸造金属全冠牙体预备提供的𬌗面间隙一般为（　　　）。

   A. 0.51 mm　　　　　　B. 1～1.5 mm　　　　　　C. 1.5～2 mm

   D. 2～2.5 mm　　　　　E. 2.5～3 mm

5. 为后牙铸造金属全冠做牙体预备时，下列做法错误的是（　　　）。

   A. 邻面聚合角以 2°～5° 为宜　　　　　　B. 各轴面角的线角磨圆钝

C. 𬌗面磨除量一般为 0.5 ~ 1 mm　　　　D. 上颌牙舌尖斜面不必多磨

E. 颈部预备凹形肩台

6. 铸造全冠预备时，轴壁正常聚合角及颈部肩台要求（　　）。

A. 0°，无肩台　　　　　　　　　　　　B. 2° ~ 5°，0.5 ~ 0.8 mm

C. 2° ~ 5°，0.8 ~ 1.5 mm　　　　　　　D. 6° ~ 10°，0.8 ~ 1.5 mm

E. 6° ~ 10°，1.5 ~ 2 mm

7. 临床上常用的印模材料是（　　）。

A. 印模膏　　　　　　B. 琼脂印模材料　　　　C. 硅橡胶印模材料

D. 藻酸盐印模材料　　E. 以上均对

参考答案：

1. C；2. B；3. C；4. C；5. D；6. B；7. D

（肖严，权菲菲）

重点笔记

任务 3.3　口腔预防基本技术

▼　实训内容

一、窝沟封闭术

（一）实训用品

一次性口腔治疗盘（包括口镜、镊子、探针）、窝沟封闭剂（光固化型）、釉质酸蚀剂（17%磷酸凝胶）、低速手机、光固化机、小毛刷、一次性粘棒等。

（二）操作步骤

1. 清洁牙面　用装配小毛刷或橡皮杯的低速手机蘸适量清洁剂（不含氟的牙膏）反复刷洗牙面，彻底冲洗。避免遗漏上颌磨牙腭沟和下颌磨牙颊沟。如果使用超声波洁牙机清洁牙面，清洁效率更佳。清洁牙面见图 3-3-1，冲洗牙面见图 3-3-2。

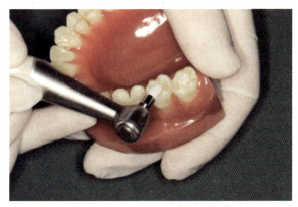

图 3-3-1　清洁牙面

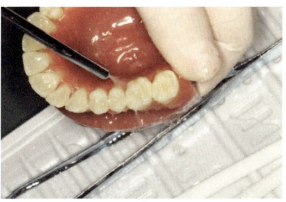

图 3-3-2　冲洗牙面

2.术区隔离　隔离患牙，干燥牙面，见图3-3-3。

3.酸蚀牙面　用粘棒蘸酸蚀剂涂布于牙面，涂布范围为牙尖三角嵴斜面近窝沟2/3处（图3-3-4）。恒牙酸蚀时间为30 s，乳牙为60 s。酸蚀后彻底冲洗，干燥牙面呈白垩色。酸蚀完成后要防止唾液污染牙面，一旦发生唾液污染，必须重新酸蚀牙面。

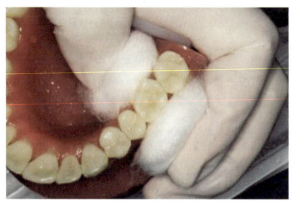
图3-3-3　隔湿干燥

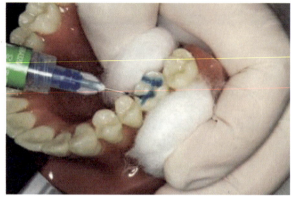
图3-3-4　酸蚀牙面

4.涂布封闭剂　用粘棒蘸窝沟封闭剂均匀涂布牙面，使封闭剂渗入窝沟内，避免产生气泡。上下颌磨牙腭沟、颊沟同步涂布，见图3-3-5。

5.光照固化　光固化机光源与牙面垂直，尽量接近牙面但是不直接接触，光照时间20～40 s，见图3-3-6。

6.检查封闭效果　检查封闭剂均匀程度、厚度、有无气泡、有无遗漏、有无咬合早接触，见图3-3-7。

7.术后医嘱　术后常规医嘱，定期复查，6个月查1次。

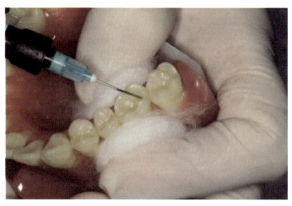
图3-3-5　涂布封闭剂

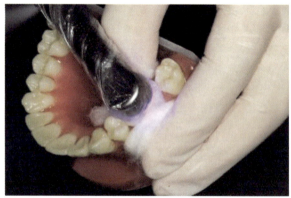
图3-3-6　光照固化

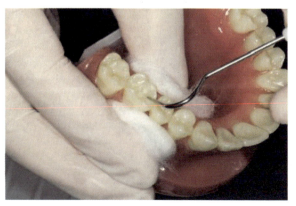
图3-3-7　检查封闭效果

项目3

基本操作技能

（三）注意事项

1. 适应证的选择。

2. 注意酸蚀后唾液污染是窝沟封闭失败的主要原因。

3. 酸蚀剂涂布后不能用器械（如探针尖、小毛刷）在表面划动。

4. 对配合不佳的患儿，告知家长术后存在脱落的可能，需定期复查。

5. 封闭剂不能过厚，如有，应早接触调磨咬合。

二、改良 Bass 刷牙法

（一）实训用品

一次性口腔治疗盘（包括口镜、镊子、探针）、牙刷、牙膏、医用无菌手套等。

（二）操作步骤

1. 刷毛角度　将刷头置于牙颈部，刷毛指向牙根方向，与牙体长轴约成 45°（图 3-3-8），轻微加压，使刷毛端进入龈沟，部分置于牙龈表面。

2. 刷牙方法　采用水平颤动，从后牙颊侧以 2～3 颗牙为一组开始刷牙，用短距离 1～2 mm 水平颤动的动作在同一个部位 8～10 次往返，勿使刷毛端离开龈沟，然后将牙刷向冠方转动，拂刷颊面（图 3-3-9）。刷完第一个部位之后，将牙刷移至下一组 2～3 颗牙的位置重新放置，需与前一部位有重叠，继续刷下一部位。

3. 刷牙顺序　从右上后牙颊侧开始，依次完成右上、左上、左下、右下牙齿的唇颊面、舌腭面及𬌗面拂刷。

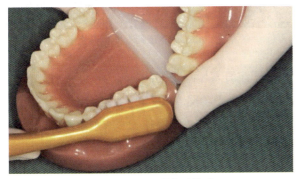

图 3-3-8　牙刷与牙体长轴约成 45°

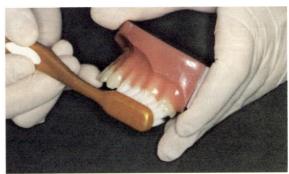

图 3-3-9　水平颤动拂刷

4. 前牙舌面　将刷头竖放在牙面上，使前部刷毛接触龈缘，自上而下拂刷。刷下颌前牙舌面时，自下而上拂刷（图 3-3-10）。

5. 后牙𬌗面　刷毛指向咬合面，稍用力并前后短距离来回刷（图 3-3-11）。

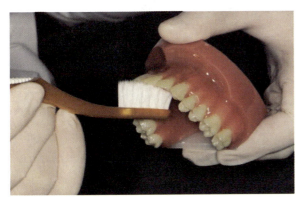

图 3-3-10　上颌前牙舌面

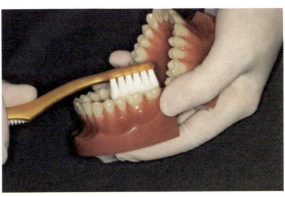

图 3-3-11　后牙𬌗面

（三）注意事项

1.刷牙三要求　3次／日，3 min/次，3个牙面（唇颊面、舌腭面、𬌗面）/次。

2.刷头与牙体长轴约成45°，轻轻加压进入龈沟内。

3.水平颤动8～10次。

4.前后组牙要求重叠放置，按顺序拂刷全口牙各个牙面，防止遗漏。

三、牙线的使用方法

（一）实训用品

一次性口腔治疗盘（包括口镜、镊子、探针）、卷尺状牙线、医用无菌手套等。

（二）操作步骤

1.取牙线　取一段长30～40 cm的牙线，将两端各绕在左右手的中指上。以双手拇指或食指指腹撑紧一段牙线（图3-3-12），两指间保持1～2 cm牙线（图3-3-13）。

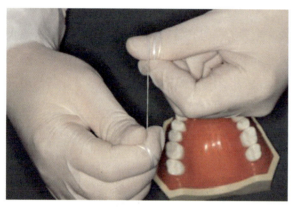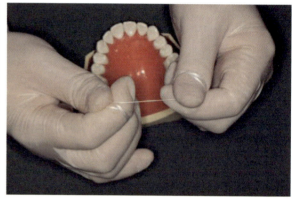

图3-3-12　两端撑紧　　　　　　　　　　　　图3-3-13　两指间牙线长度

2.前牙使用　先将牙线拉直，前后做拉锯状动作将牙线滑入牙间隙内，到龈沟根面。将牙线拉向牙齿一侧的邻面（图3-3-14），紧贴牙面包绕牙齿呈"C"形（图3-3-15），上下反复刮擦，刮除牙面软垢及菌斑，重复3～4次。随后，将牙线拉向邻牙邻面（图3-3-16），滑入龈沟根面，紧贴牙面包绕牙齿成"C"形，上下反复刮擦，刮除牙面软垢及菌斑。再做拉锯状动作，慢慢从切端退出牙线（图3-3-17）。

3.后牙使用　上后牙用拇指与食指指腹绷紧牙线。将牙线通过相邻牙接触点到达根面，同时拇指在该牙颊侧协助撑开面颊部，以便于操作。下后牙时由两手食指执线，将牙线轻轻通过接触点到达根面。重复上述动作，慢慢从𬌗方退出牙线。清理后牙近中邻面见图3-3-18、图3-3-19。

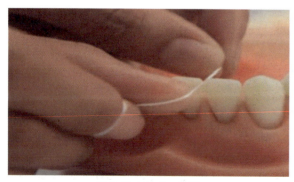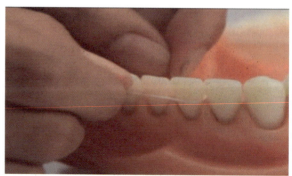

图3-3-14　进入邻面　　　　　　　　　　　　图3-3-15　包绕紧贴邻面

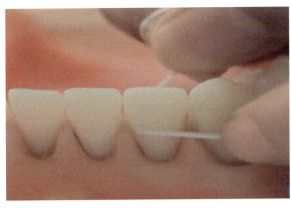

图 3-3-16　拉向邻牙邻面

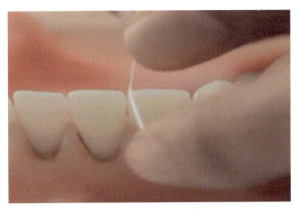

图 3-3-17　退出牙线

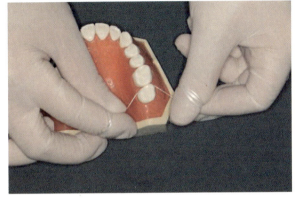

图 3-3-18　清理后牙近中邻面

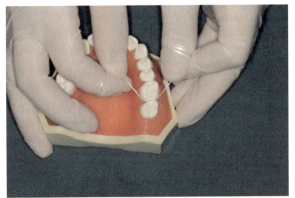

图 3-3-19　清理后牙远中邻面

4.以上述方法，依次将全口牙齿邻面彻底清洁。注意不能遗漏游离端牙的远中面（图 3-3-20）。

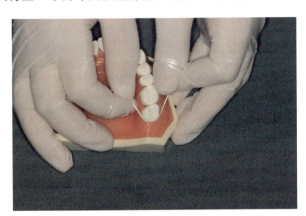

图 3-3-20　清理游离端牙远中面

（三）注意事项

1.建议晚饭后及睡前使用牙线，每天最少一次。

2.最好照着镜子使用牙线，用完牙线后要漱口。

3.牙线不可以重复使用。

4.使用时勿用力过大，避免损伤牙龈。

5.老年人建议使用带棒状牙线（分前牙和后牙），易于掌握使用方法。

1. 窝沟封闭术的适应证、操作步骤及要点。
2. Bass 刷牙法的操作步骤及注意事项。
3. 牙线的使用方法。

▼ 实训评分

评分内容			分值	得分	合计
窝沟封闭术	清洁牙面	在低速手机上安装锥形小毛刷或橡皮杯	0.5分		
		蘸适量清洁剂反复刷洗牙面,彻底冲洗	0.5分		
	酸蚀牙面	隔湿干燥	0.5分		
		酸蚀面积为牙尖斜面2/3	1分		
		酸蚀时间恒牙为30 s,乳牙为60 s	1分		
	冲洗干燥	三用枪加压冲洗>15 s,隔湿	1分		
		吹干牙面,酸蚀牙面呈白垩色	1分		
	涂布封闭剂	涂布方法:注意使封闭剂渗入窝沟,使窝沟内空气排出	1分		
		涂布范围:封闭材料覆盖全部酸蚀面	1分		
	光照固化	照射距离约1mm,光照固化20 s	1.5分		
	检查	封闭剂均匀程度、厚度、有无气泡、有无遗漏	1分		

评分内容			分值	得分	合计
改良Bass刷牙法	刷牙方法	刷牙指向根尖方向,毛端放在龈沟位置,牙刷与牙体长轴约成45°,将刷头轻微加压	0.4分		
		以2~3颗牙为一组,短距离(约2 mm)水平颤动牙刷8~10次。然后将牙刷向牙冠方转动,拂刷唇(颊)舌(腭)面	0.6分		
		牙刷移至下一组牙(2~3颗)时注意重叠放置	0.4分		
		刷上下牙舌(腭)面时,将刷头竖放于牙面上,自牙颈部向切端拂刷	0.2分		
		刷𬌗面时,刷毛指向各个𬌗面,稍用力并前后来回刷	0.2分		
		按一定顺序刷全口各个牙面,不要遗漏	0.2分		
	刷牙要求	刷牙方法、刷牙时间、刷牙次数	1分		

		评分内容	分值	得分	合计
牙线的使用方法	取牙线	取一段长 30 ~ 40 cm 的牙线，将两端各绕在左右手的中指上	0.4 分		
	进入邻面	牙线拉直，前后做拉锯状动作滑入牙间隙内，到龈沟根面	0.2 分		
	包绕牙面	将牙线拉向牙齿一侧的邻面，紧贴牙面包绕牙齿呈"C"形	0.4 分		
	清理邻面	上下反复刮擦，刮除牙面软垢及菌斑，重复 3 ~ 4 次	0.4 分		
		将牙线拉向邻牙邻面，滑入龈沟根面，重复上述动作	0.4 分		
	退出牙线	拉锯状动作退出牙线	0.2 分		
	避免遗漏	按序进行，依次将全口牙齿邻面彻底清洁	1 分		

▼ 达标练习

1. 窝沟封闭剂脱落的主要原因是（　　　）。
   A. 清洁程度　　　　B. 酸蚀时间　　　　C. 唾液污染
   D. 封闭剂厚度　　　E. 光照时间

2. 以下选项中不属于窝沟封闭术适应证的是（　　　）。
   A. 窝沟内的微小龋坏，未累及牙本质　　　B. 窝沟可疑龋
   C. 恒牙萌出后两年内　　　　　　　　　　D. 对𬌗同名牙有患龋倾向
   E. 窝沟卡住探针

3. 乳牙酸蚀时间大于恒牙的原因是（　　　）。
   A. 牙体厚度　　　　B. 矿化程度　　　　C. 解剖结构
   D. 配合程度　　　　E. 易被污染

4. 易于为年幼儿童学习和掌握的刷牙方法是（　　　）。
   A. Bass 刷牙法　　　B. 水平颤动拂刷法　　C. Fones 刷牙法
   D. Smith 刷牙法　　 E. 改良 Smith 刷牙法

5. 以下关于刷牙的说法正确的是（　　　）。
   A. 刷牙后牙缝不大可以不用牙线　　　　　B. 每天刷牙 1 次
   C. 每次刷牙不少于 2 min　　　　　　　　D. 药物漱口水可以代替刷牙
   E. 刷牙出血时应立刻停止刷牙

6. 牙周炎患者在使用牙线前应首先进行（　　　）。
   A. 牙签去除菌斑　　B. 牙间隙刷　　　　C. 水平颤动法刷牙
   D. 龈上洁治和根面平整　E. 电动牙刷刷牙

参考答案：
1. C；2. E；3. B；4. C；5. B；6. D

（曾倩，陈兰）

任务 3.4　口腔颌面外科基本技术

1. 掌握颌面部绷带包扎术（交叉十字法、单眼法）、口内缝合术、牙槽脓肿切开引流术、牙拔除术（含局部麻醉）的操作方法。
2. 掌握上述基本技术操作的注意事项。

▼　实训内容

一、颌面部绷带包扎术（交叉十字法）

（一）实训用品

选择标准的绷带（8～10 cm、宽5 m长）、纱布条和胶布，见图3-4-1。

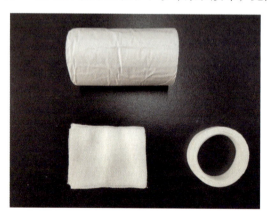

图3-4-1　绷带包扎物品

（二）操作步骤

患者取坐位，操作者位于正前方。先由额至枕部环绕两周继而反折，经一侧耳前腮腺区向下、经颌下、额部至对侧耳后向上，再经顶部向下至同侧耳后绕颌下、额部至对侧耳前；如此反复缠绕，最后再如前做额枕部的环绕，防止绷带滑脱，止端以胶布固定。缠绕时应注意勿使耳廓受压，防止疼痛或局部坏死。操作步骤见图3-4-2至图3-4-5。

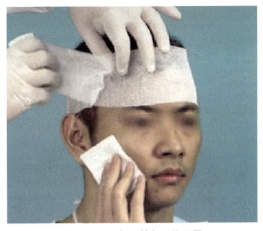

图 3-4-2 额至枕部环绕两周

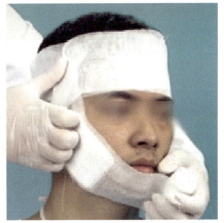

图 3-4-3 经一侧耳前腮腺区向下反折

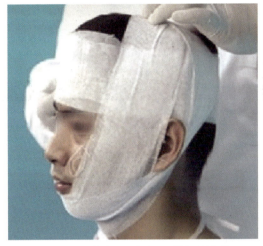

图 3-4-4 经颌下、额部至对侧耳后向上

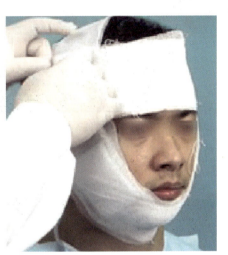

图 3-4-5 包扎完成

二、颌面部绷带包扎技术（单眼法）

（一）实训用品

选择标准的绷带（8 ~ 10 cm、宽 5 m 长）、胶布和纱布条，见图 3-4-6。

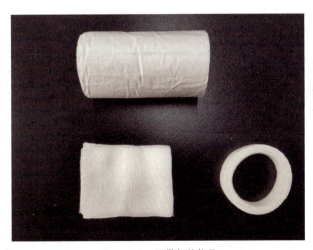

图 3-4-6 绷带包扎物品

（二）操作步骤

患者取坐位，操作者位于正前方，于鼻根部健侧先置一上下斜行的短绷带或纱布条，并在患侧

耳周垫以棉垫或纱布，以免包扎时压迫耳廓。绷带自额部开始先环绕额枕两圈，继而斜经头后绕至患侧耳下并斜行向上经同侧耳廓颊部、眶下至鼻背、健侧眶上，如此环绕数圈，每圈覆盖前一层绷带的下部 1/3 ~ 1/2，直至包扎妥善，最后再绕头周一圈，以胶布固定，将留置的短绷带或纱布条打结收紧，以裸露健眼。操作步骤见图 3-4-7 至图 3-4-12。

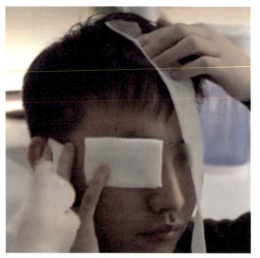

图 3-4-7　患侧垫纱布，健侧放短绷带

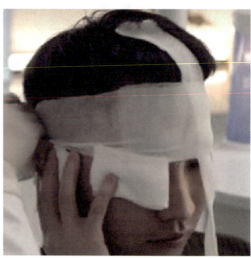

图 3-4-8　额至枕部环绕一周

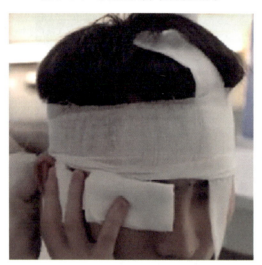

图 3-4-9　额至枕部环绕两周

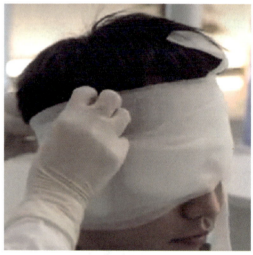

图 3-4-10　患侧耳下斜行向上环绕

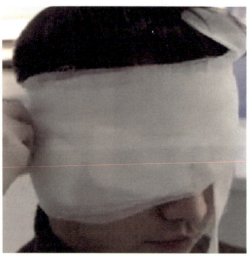

图 3-4-11　额枕部环绕

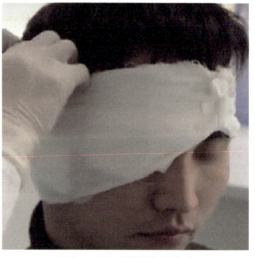

图 3-4-12　短绷带打结完成

（三）注意事项

1.包扎区域　适用于颌面和上颈部术后和损伤的包扎。

2.注意组织器官保护　眼睛和双侧耳廓前后。

3.松紧度　不影响开口，不影响呼吸（不要压迫气管区）。

4.注意美观　包扎均匀，无线头毛边。

三、口内缝合术

（一）实训用品

一次性口腔治疗盘（包括口镜、镊子、探针）、持针器、缝合线及圆针（或使用带针线）、组织镊、眼科剪等，部分实训用品见图3-4-13。

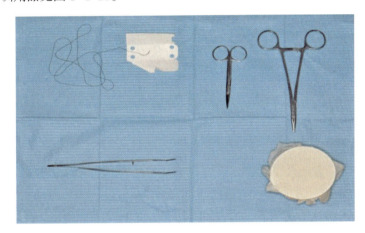

图 3-4-13　缝合器械

（二）操作步骤

1.准备　操作者取站位，左手拿镊子（组织镊），右手拿持针器，用拇指及无名指握持持针器，食指扶在持针器的前端，以增加稳定性，用持针器夹住圆针尾端1/3处，圆针应与持针器垂直（图3-4-14）。

2.缝合（位于创口正中）　操作者左手拿组织镊夹住一侧皮肤中份，右手用针尖垂直于黏膜自创缘一侧刺入黏膜后自创缘另一侧垂直穿出（需镊子辅助），注意进针点离创缘距离为2～3mm（舌体4～5mm），两侧边距应保持一致（图3-4-15）。用止血钳夹住穿出的圆针将其拉出，进行打结，打结时注意松紧适度，充分拉至对齐伤口，但不可过紧，以免形成线伤或造成组织撕裂。然后在距离3～5mm处进行第二针缝合。

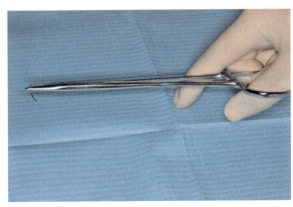

图 3-4-14　器械握持

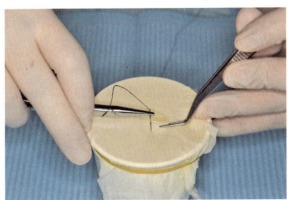

图 3-4-15　针尖垂直于黏膜

3.打结 三重结就是连续 3 个单结。

4.剪线 组织内线 1 mm，口内线 5 mm。

5.追加缝合 位于创口两侧正中，一般 2 cm。创口缝合 3 针，第一针位于中间，追加缝合位于中间，一边一针，方法同第一针。

6.缝合方式 缝合方式包括间断缝合、连续缝、合悬吊缝合、水平掷式缝合、描式缝合。

（三）注意事项

1.圆针要与持针器垂直。

2.要垂直于黏膜进针。

3.进针点离创缘距离 2 ~ 3 mm（舌体 4 ~ 5 mm）。

4.打结为三重结。

四、牙槽脓肿切开引流术

（一）实训用品

一次性口腔治疗盘（包括口镜、镊子、探针）、手术刀柄及刀片、引流条、血管钳等，部分实训用品见图 3-4-16。

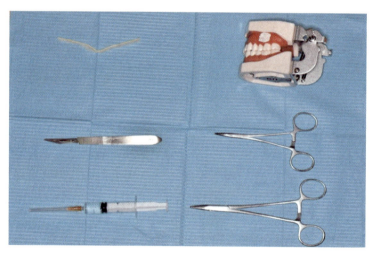

图 3-4-16 牙槽脓肿切开引流器械

（二）操作步骤

1.首先与患者充分沟通、交流，使其有思想准备。

2.进行阻滞麻醉或表面麻醉。

3.从肿胀最明显处切开，切口与前庭沟平行，重力低位（图 3-4-17）要切到骨面（注意勿伤及神经、血管），之后再进行钝性分离。

4.生理盐水冲洗，至无明显脓液（图 3-4-18）。

5.必要时放置引流条（图 3-4-19），如放引流条嘱患者第二天复诊。

（三）注意事项

1.切口位于重力低位。

2.切口深达骨面。

3.冲洗至无浓液为止。

4.如放置引流条，需复诊拆除。

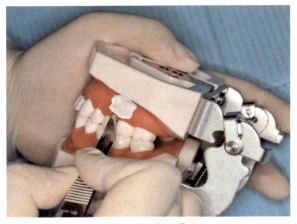

图 3-4-17　切口位置

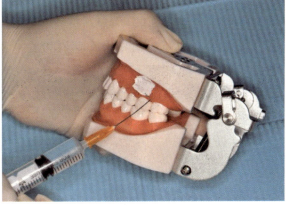

图 3-4-18　冲洗

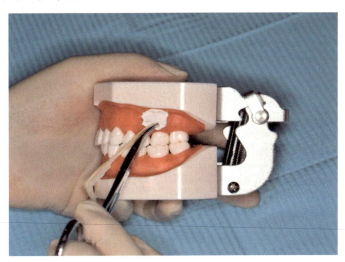

图 3-4-19　放置引流条

五、口腔局部麻醉术

（一）实训用品

一次性口腔治疗盘（包括口镜、镊子、探针）、一次性 5 mL 注射器、1% 碘酊或碘伏的无菌棉球、2% 盐酸利多卡因注射液等。

（二）操作步骤

1. 上牙槽后神经阻滞麻醉。

（1）麻醉前，操作者首先要了解患者有无出血性疾病和麻醉药过敏史。选用 5 mL 注射器抽取麻醉药液 2～3 mL，针头长 4～5 cm，保证药液抽取准确无误。

（2）患者取坐位，头微后仰，上颌牙列与地平面约成 45°，半张口调节好灯光。

（3）准确选择并确定注射点是本次麻醉能否成功的关键。一般以上颌第二磨牙远中颊侧根部口腔黏膜皱褶处作为进针点。对于第二磨牙未萌出的儿童则以上颌第一磨牙远中颊侧根部口腔前庭黏膜皱褶处为进针点，而对上颌磨牙脱落的老年人应以颧牙槽嵴为标志，选择时可用手指扪住牙槽嵴，拇指置于颧骨下角和上颌骨颧突形成的交角处，此处即为注射点。

（4）在注射点区的口腔黏膜处用 1% 碘酊或碘伏按规定消毒，然后用口镜拉开颊部软组织暴露注射点，让注射器的针尖对着骨面，针管与同侧上后牙长轴成 40°，向上、后、内方向刺入。进针过程中，务必将针尖沿着上颌结节外后面的弧形表面滑动，向上后内方向进针，深度约 15 mm（图 3-4-20）。

（5）注意回抽无血时方可注射麻醉药（图3-4-21），注射剂量为1.5～2 mL。

（6）麻醉效果：如果上牙槽后神经阻滞麻醉成功，那么注射点同侧除第一磨牙的近中根外的同侧磨牙的牙髓、牙周膜、牙槽骨及其颊侧的黏骨膜和牙龈黏膜的感觉和痛觉消失。

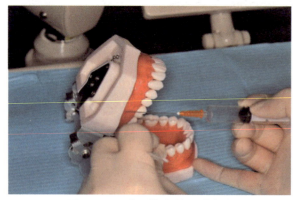
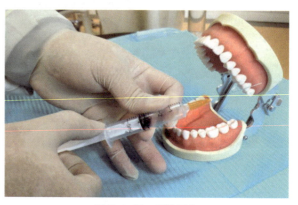

图 3-4-20　上牙槽后神经阻滞麻醉　　　　　　　　　　图 3-4-21　回抽无血

2.下牙槽神经阻滞麻醉。

（1）患者头微后仰、大张口的位置躺好，让下颌牙列与地平面平行。

（2）用1%碘酊或碘伏给注射点区的口腔黏膜消毒，以颊脂垫尖或上、下颌牙槽嵴相距的中点线上与翼下颌皱襞外侧3～4 mm的交点作为进针点，将注射器放在对侧口角，即第一、第二前磨牙之间，与中线成45°，让注射针高于下颌牙面1 cm并与之平行。按此标志点进针2～2.5 cm，可感觉抵达下颌骨骨面的下牙槽神经沟（图3-4-22）。

（3）回抽无血注射麻醉剂，剂量为1～1.5 mL。

（4）麻醉效果：如果下牙槽神经阻带麻醉成功则注射点同侧下颌骨、下颌牙牙周膜，双尖牙到中切牙颊侧的牙龈、黏骨膜以及下唇这一区域内感觉和痛觉消失。

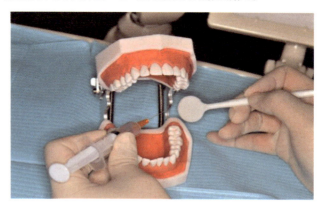

图 3-4-22　下牙槽神经阻滞麻醉

3.舌神经麻醉　在下牙槽神经阻滞麻醉口内法注射后，将注射针退回1 cm，此时注射麻醉药物0.5～1 mL即可麻醉舌神经。

麻醉范围：同侧舌侧牙龈、黏骨膜、口底黏膜及舌前2/3。

4.颊神经麻醉　在下牙槽神经阻滞麻醉口内法注射后，将注射针退回2 cm，此时注射麻醉药物0.5～1 mL即可麻醉。

麻醉范围：同侧下颌第二前磨牙及磨牙颊侧牙龈、黏骨膜、颊部黏膜、颊肌和皮肤。

（三）注意事项

1.严格控制进针点进针方向与进针深度，避免损伤邻近血管。

2.严格执行回抽动作，避免将麻药注射入血管。

3.消毒要严格避免翼下颌间隙和颞下间隙的医源性感染。

六、牙拔除术

（一）实训用品

一次性口腔治疗盘（包括口镜、镊子、探针）、一次性注射器、消毒剂、棉签、棉卷、拔牙器械（如牙龈分离器、牙挺、牙钳、刮匙）等，见图 3-4-23 至图 3-4-32。

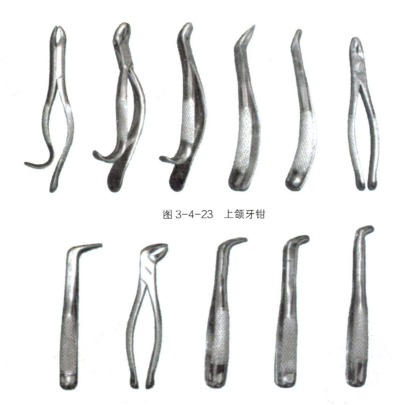

图 3-4-23　上颌牙钳

图 3-4-24　下颌牙钳

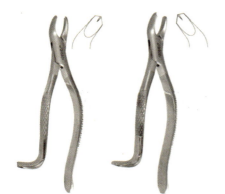

图 3-4-25　左右上颌磨牙钳

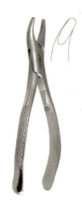

图 3-4-26　上颌前磨牙钳

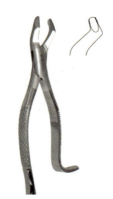

图 3-4-27　上颌 8 牙钳

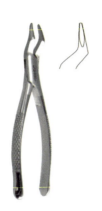
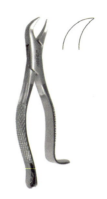
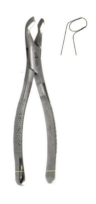

图 3-4-28　上颌根钳　　　图 3-4-29　下颌磨牙钳　　　　图 3-4-30　牛角钳　　　图 3-4-31　下颌 8 牙钳

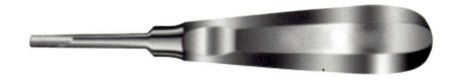

图 3-4-32　牙挺

（二）操作步骤

1. 术前医嘱　嘱患者在操作过程中，如有不适举左手示意。

2. 医患体位　拔上牙时，应使患者在张口时上颌牙平面与地平面成 45°，与操作者肩在同一水平高度（图 3-4-33）；拔下牙时，应使患者在张口时下颌牙的平面与地平面平行，与操作者肘关节在同一水平高度或略低（图 3-4-34），操作者一般立于患者的右前方，如拔除下前牙时应立于患者右后方。

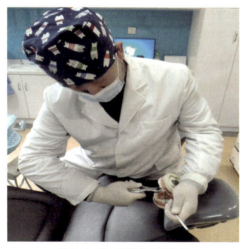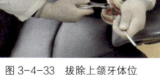

图 3-4-33　拔除上颌牙体位　　　　　　　图 3-4-34　拔除下颌牙体位

3. 核对患牙　仔细核对牙位，选择合适的麻醉药物。

4. 局部麻醉　选择合适的麻醉，基本是一边比划一边进行(消毒、进针、回抽、注射)，口述麻醉效果。

5. 牙齿拔除。

（1）再次核对牙位，避免拔错。

（2）清除牙颈部牙石和探针检查麻醉效果。

（3）分离牙龈到牙槽嵴顶的位置操作过程中必须有支点。牙龈分离器见图 3-4-35，分离牙龈见图 3-4-36。

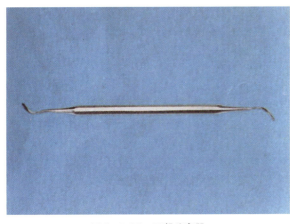

图 3-4-35　牙龈分离器

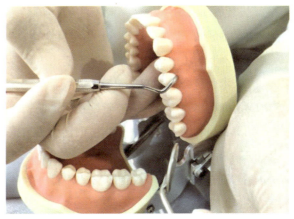

图 3-4-36　分离牙龈

（4）安放牙钳：根据拔除的牙位选择相应的牙钳并正确安放牙钳，夹紧牙体，喙尖应位于牙颈部下方的牙骨质处，并再次核对牙位。

（5）牙脱位：拔牙力主要分为摇动、扭转和牵引。拔除患牙时握紧牙钳向牙的唇（颊）侧及舌（腭）侧方向缓慢摇动，拔除上前牙及下尖牙时可配合扭转，逐渐扩大牙槽窝并撕裂牙周膜，直至牙根在牙槽窝内完全松动，然后逐渐加力并向弹性较大且阻力较小的一侧多用力，最后向阻力最小的方向将患牙牵引出牙槽窝。拔除上颌前磨牙见图 3-4-37，拔除下颌前磨牙见图 3-4-38。

6.拔牙窝处理。

（1）检查拔除患牙的牙根完整性。

（2）用刮匙搔刮牙槽窝（自牙槽窝底向牙槽嵴顶方向）（图 3-4-39），刮净肉芽后让血液充满牙槽窝。

（3）牙槽窝复位（图 3-4-40），咬棉卷。

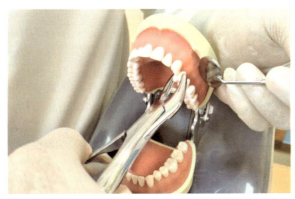

图 3-4-37　拔除上颌前磨牙

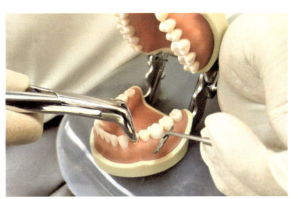

图 3-4-38　拔除下颌前磨牙

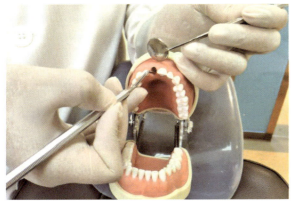

图 3-4-39　搔刮牙槽窝

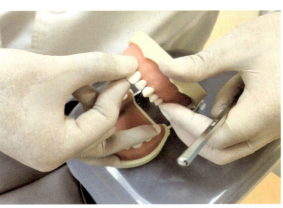

图 3-4-40　牙槽窝复位

7. 拔牙后注意事项。

（1）术后咬棉卷30 min，2 h后进食温冷食物。

（2）24 h内不要刷牙、漱口，不能用患牙咬物。24～48 h有血丝是正常的，可不作处理。

（3）术创缝合的患者5～7天拆线。

（4）如有出血不止，应咬紧纱布后迅速到医院，不适随诊。

（5）止痛、消炎、止血药物视创伤大小与感染程度等使用。

（三）各种牙的拔除要点

1.上颌前牙拔除法　唇舌向摇动，唇向力量大一点，拔牙钳可使用扭转力，唇向脱位，麻醉为唇舌侧浸润。

2.上颌前磨牙拔除法　第一前磨牙不能用扭转力，其余同前牙，麻醉为颊侧浸润，同侧前神经麻醉或浸润。

3.上颌第一、二磨牙拔除法　挺松后摇动拔除，不能扭转，向短侧向下脱位。

4.上颌第三磨牙拔除法　可用牙铤或牙钳同上颌第一、二磨牙。操作者立于患者右后方。麻醉采用唇、舌侧黏膜局部浸润麻醉。中切牙不能使用扭转力。

5.下颌前牙拔除法　操作者立于患者右后方，麻醉采用唇、舌侧黏膜局部浸润麻醉，中切牙不能使用扭转力。

6.下颌尖牙拔除法　唇舌向摇动唇侧牵引脱位，可稍加扭转力。

7.下颌前磨牙拔除法　颊、舌向摇动并自颊侧远中向脱位。麻醉下牙槽神经、颊神经、舌神经。

8.下颌第一、二磨牙拔除法　颊、舌向摇动并自颊侧远中向脱位。麻醉下牙槽神经、颊神经、舌神经。

9.下颌第三磨牙拔除法　颊舌向摇动并自侧远中向脱位。麻醉下牙槽神经、颊神经、舌神经。

（四）注意事项

1.选择正确拔牙器械（如上颌第一磨牙钳注意左右的区分）。

2.核对应拔牙位。

3.选择正确拔牙方法（如扭转力的使用）。

▼ 实训要点

1.颌面部绷带包扎技术及操作中的注意事项。

2.口内缝合术的要求及操作中的注意事项。

3.牙槽脓肿切开引流术的要求及操作中的注意事项。

4.口腔局部麻醉的要求及操作中的注意事项。

5.各类牙拔除术的要求及操作中的注意事项。

项目3 基本操作技能

		评分内容	分值	得分	合计
十字交叉包扎法	体位	患者取坐位，操作者在其正前方	1分		
	绷带选择	颌面部用宽8～10 cm，长5 m左右的绷带	1分		
	加压	先在加压区域放置2～3块纱布，形成纱布球	1分		
	绷带包扎缠绕方法	用绷带先由额至枕部环绕2周，继而反折经一侧耳前腮腺区向下，经颌下、颏部至对侧耳后向上，再经顶部向下至同侧耳后绕颌下、颏部至对侧耳前	2分		
	绷带固定	反复缠绕，最后再如前做额枕部的环绕，以防止绷带滑脱，止端以胶布固定	1分		
	效果评价	目标区域：以腮腺区为标准	1分		
		组织器官保护，双侧耳廓保护	1分		
		松紧度：保持呼吸道畅通，防止压迫喉咙和气管，且不能影响开口	1分		
		美观：绷带包扎均匀，无脱落线头，边缘无毛边	1分		

		评分内容	分值	得分	合计
单眼交叉包扎法	体位	患者取坐位，操作者在其正前方	1分		
	绷带选择	颌面部用宽8～10 cm，长5 m左右的绷带	1分		
	加压	先在加压区域放置2～3块纱布，形成纱布球	1分		
	绷带包扎缠绕方法	于健侧鼻根部先置一上下斜行的绷带或纱布条：绷带自颈部开始，先环绕额枕2圈，继而斜经头后绕至患侧耳下并斜行向上经同侧颊部，眶下至鼻背、健侧眶上，如此环绕数圈，每圈覆盖前一层绷带的1/3～1/2，直至包扎妥善为止	2分		
	绷带固定	反复缠绕，最后再绕头周一圈，以胶布固定：将留置的短绷带或纱布条打结收紧，以裸露健眼	1分		
	效果评价	包扎区域：以腮腺区为标准	1分		
		组织器官保护，双侧耳廓保护	1分		
		松紧度：保持呼吸道畅通，且不能影响开口	1分		
		美观：绷带包扎均匀，无脱落线头，边缘无毛边	1分		

		评分内容	分值	得分	合计
口内缝合术	术前准备	操作者取站立位，左手持镊子，右手握持针器	1分		
	进针出针	用镊子夹住一侧皮片的中份拉起	2分		
		在距切口2~3cm处垂直进针	2分		
		旋转进针	2分		
		再行另一侧皮片拉起进针，旋转进针	1分		
	拉线打结	用左手持针，缓慢拉线后，用持针器打结	2.5分		
		再手握持针器，用左手食指推进结头，控制好缝线的松紧度。再用持针器反向打结再打第三结。如未打第三结，扣1分	2.5分		
	剪线	拉紧缝线并剪除，组织内留线1mm，口内留线5mm	2分		
	追加缝合	在切口中央缝合后，两侧各追加缝合。进针、拉线、打结同上	3分		
		缝合时针距和边距对称、均匀	2分		

		评分内容	分值	得分	合计
牙槽脓肿切开引流术	麻醉	口述已完成局部麻醉，麻醉显效后开始操作	1分		
	消毒	1%碘酊棉签局部消毒	1分		
	切开部位	于龈沟膨隆最低处切开黏膜，切口方向应与前庭沟平行	2分		
	切口深度	切口深达骨面，见脓液流出	1分		
	冲洗	生理盐水冲洗脓腔，至无明显脓液	2分		
	置引流条	脓腔内留置橡皮引流条，引流条末端少许露在脓腔外	2分		
	操作动作	操作过程中动作轻柔，避免患者不适	1分		

		评分内容	分值	得分	合计
上牙槽后神经阻滞麻醉	体位与医嘱	患者取坐位，头微后仰，半张口，上颌牙殆平面与地面成45°	0.5分		
		患者尽量保持稳定	0.5分		
	进针点	上颌第二磨牙远中颊侧根部前庭沟	2分		
	进针方向	注射针与上颌牙长轴成45°，进针时沿着上颌结节弧形表面滑动	1分		
	行针过程	向后、上、内方刺入，以进针方向向深部刺入	2分		
	进针深度	深约15mm	1分		

评分内容			分值	得分	合计
上牙槽后神经阻滞麻醉	回抽动作	有	1分		
	注射量	1.5～2 mL	1分		
	麻醉效果	用探针刺牙龈组织应无痛觉	1分		

评分内容			分值	得分	合计
下牙槽神经阻滞麻醉	体位与医嘱	下颌牙𬌗平面与地平面平行	0.5分		
		尽量大开口	0.5分		
	进针点	翼下颌皱襞中点外侧3～4 mm，颊脂垫尖处	2分		
	进针方向	注射针与中线约呈45°，进针位于对侧前磨牙区，注意针高于下颌牙𬌗面1 cm	1分		
	行针过程	以进针方向向深部进入	2分		
	进针深度	针尖达下颌支内侧骨壁，2～2.5 cm	1分		
	回抽动作	有	1分		
	注射量	1～1.5 mL	1分		
	麻醉效果	以同侧黏骨膜及下唇这一区域及舌尖麻木为判定麻醉效果标准	1分		

评分内容			分值	得分	合计
牙拔除术	体位	患者体位：患者下颌牙𬌗平面与地平面平行，其高度应与操作者肘关节平行	1分		
		操作者体位：操作者一般站在患者右前方，平稳站立，全身放松	2分		
	病史询问和适应证判断	认真检查患者或根据病历核对患牙，判断该牙拔除的必要性或适应证	1分		
		仔细询问患者全身病史，排除拔牙禁忌证	0.5分		
		选择适当的麻醉药物	0.5分		
	器械准备	口腔检查器械、口腔黏膜消毒剂、棉签	0.5分		
		口腔黏膜注射针头的注射器	0.5分		
		牙龈分离器、口腔外科专用刮匙	0.5分		
		下颌磨牙拔牙钳	0.5分		
		棉球、棉卷等辅料	0.5分		
	局部麻醉	选用下牙槽神经、舌神经和颊长神经阻滞麻醉	1分		

		评分内容	分值	得分	合计
牙拔除术	（仿真头模操作）	患者大张口，下颌殆平面与地面平行。以左手手指或用口镜提拉口角，用干棉球擦干，消毒注射区黏膜，牵引注射处的黏膜，使之绷紧，以减少穿刺时的疼痛	0.5分		
		告知患者注射之初有微痛。将注射器放在对侧口角，即第一、第二前磨牙之间，与中线成45°。注射针应高于下颌殆面1 cm并与之平行，推进2.5 cm左右触及骨面，回抽无血注射麻醉药1～1.5 mL。再将注射针退出1 cm即可麻醉舌神经。可在退针时，边退边注射麻药直至黏膜下为止，或在患牙颊侧前庭沟局部浸润麻醉以麻醉颊长神经	1分		
		在进针过程中，注射针不能触碰其他组织，如颊舌、牙等	0.5分		
		推注麻药前，应有明确回抽动作，麻药推注速度应缓慢平稳，退针速度应快而流畅	1分		
	牙的拔除	拔牙前应仔细查看病历，并和患者核对牙位	1分		
		清除牙石，消毒患牙牙龈，检查麻醉效果	0.5分		
		分离牙龈：使用牙龈分离器，正确使用分离器的工作面，要有支点	1.5分		
		牙脱位：拔牙动作主要为颊舌向摇动，松动后向上颊侧方向牵引拔除，也可舌侧上方牵引拔除。拔除时应注意对牙龈和对殆牙进行适当保护	2分		
	拔牙窝的处理	拔除患牙后应仔细检查牙根的完整性	0.5分		
		使用刮匙探查刮出拔牙窝内残片、牙石、肉芽组织等，但不做剧烈的搔刮动作	1分		
		压迫止血20～30 min，术后24 h不能刷牙漱口，尽量减少对拔牙创面的刺激，不要吮吸拔牙窝，进食宜温凉，术后24～48 h唾液中有少量血液为正常现象	1分		
	术后医嘱	如果出血不止，应用纱布咬紧后迅速到医院就诊	0.5分		
		告知患者拔牙后的复查时间或修复时间	0.5分		

▼ **达标练习**

1. 下牙槽神经阻滞麻醉注射时注射针应高于下颌殆平面（ ）。
   A. 0.5 cm   B. 1 cm   C. 1.5 cm
   D. 2 cm   E. 3 cm

2. 下唇麻木是（ ）阻滞麻醉注射成功的主要标志。
   A. 上牙槽后神经   B. 下牙槽神经   C. 腭前神经
   D. 鼻腭神经   E. 颊神经

项目 3

基本操作技能

3. 口腔局部麻醉的并发症包括（　　　）。

    A. 晕厥　　　　　　　　B. 过敏反应　　　　　　C. 血肿

    D. 暂时性面瘫　　　　　E. 以上都是

4. 鼻腭神经阻滞麻醉可麻醉（　　　）。

    A. 同侧下颌第二前磨牙及磨牙颊侧牙龈、黏骨膜、颊部黏膜、颊肌和皮肤

    B. 同侧磨牙、前磨牙腭侧的黏骨膜，牙龈及牙槽骨

    C. 两侧尖牙腭侧连线前方的牙龈，腭侧黏骨膜和牙槽骨

    D. 同侧下颌骨、下颌牙、牙周膜、前磨牙至中切牙唇（颊）侧牙龈、黏骨膜及下唇部

    E. 同侧下眼睑、鼻眶下区、上唇、上颌前牙、前磨牙及牙的唇颊侧牙槽突、骨膜等

5. 舌神经阻滞麻醉可麻醉（　　　）。

    A. 同侧下颌舌侧牙龈、黏骨膜、口底黏膜及舌前 2/3 部分

    B. 同侧下颌磨牙舌侧牙龈、黏骨膜、口底黏膜及舌后 2/3 部分

    C. 同侧下颌前牙舌侧牙龈、黏骨膜、口底黏膜及舌前 2/3 部分

    D. 同侧下颌前牙及双尖牙舌侧牙龈、黏骨膜、口底黏膜及舌前 2/3 部分

    E. 同侧下颌舌侧牙龈、黏骨膜、口底黏膜及舌后 2/3 部分

6. 下列关于拔牙器械的叙述中，错误的是（　　　）。

    A. 牙钳持握时应注意握持区尽量靠钳柄的末端

    B. 牙钳由钳喙、关节及钳 3 部分构成

    C. 钳喙的长轴应与牙长轴平行

    D. 牙挺由杆和柄两部分组成

    E. 牙挺作用的原理有杠杆原理、楔的原理和轮轴原理

7. 下列关于拔牙窝的处理，错误的是（　　　）。

    A. 撕裂的牙龈组织应予缝合　　　　　　B. 扩大的牙槽窝需要复位

    C. 与骨膜牙龈相连的骨折片应复位保留　　D. 拔除滞留的乳牙后应彻底搔刮

    E. 拔牙创内的肉芽应彻底刮净

8. 为防止邻牙或对殆牙损伤，拔牙时切记（　　　）。

    A. 不能用钳喙较宽的拔牙钳拔除较小的牙

    B. 安放牙钳应与牙长轴一致

    C. 牙挺不能以邻牙为支点

    D. 拔除拥挤的下前牙时要注意保护邻牙

    E. 以上均需牢记

9. 拔除扁根牙或多根牙时不宜使用（　　　）。

    A. 牵引力　　　　　　　B. 轮轴力　　　　　　　C. 扭转力

    D. 摇动力　　　　　　　E. 楔力

10. 使用牙挺时，一般支点位于（　　　）。

    A. 邻牙　　　　　　　　B. 近中颊侧牙槽嵴　　　C. 近中舌侧牙槽嵴

    D. 舌侧骨板　　　　　　E. 颊侧骨板

参考答案：

1. C；2. E；3. B；4. C；5. B；6. D；7. D；8. E；9. C；10. B

（刘冲）

项目 4

急救技术

序号	主要内容
1	任务 4.1　血压测定
2	任务 4.2　吸氧术
3	任务 4.3　人工呼吸
4	任务 4.4　胸外心脏按压

考站名称	项目名称		必考	分值
第三考站（4项）10分	急救技术	1. 血压测定	1项	2分
		2. 吸氧术		8分
		3. 人工呼吸	1项	8分
		4. 胸外心脏按压		8分

任务 4.1 血压测定

▼ 实训内容

（一）实训用品

水银血压计（图 4-1-1）、听诊器（图 4-1-1）、记录单、笔等。

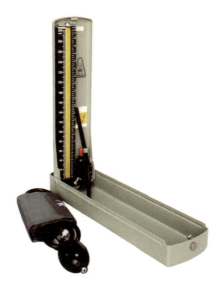

图 4-1-1 水银血压计与听诊器

（二）操作步骤

1. 检查血压计　打开血压计后，查看水银柱是否处于"0"刻度，如果不是，将血压计向右倾斜 45°，使水银彻底流入水银槽；将球囊的开关关闭，一手压住袖带，另一手按压球囊向袖带内充气，看水银柱是否会随之升高。将血压计袖带内的空气排尽后放回。血压计的检查方法见图 4-1-2 至图 4-1-4。

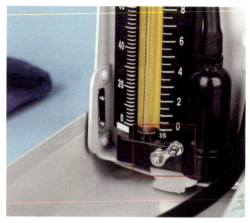
图 4-1-2 水银阀门

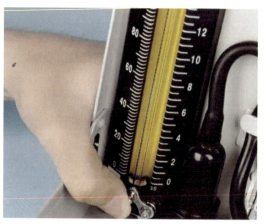
图 4-1-3 扳开开关

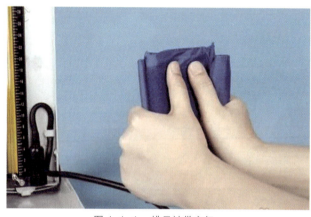
图 4-1-4 排尽袖带空气

2.测量前嘱被测者安静休息 5 ~ 10 min，测量时协助其取舒适体位（坐位或仰卧位），将被测者一侧手臂衣袖卷上，检查袖口是否过紧，如袖口过紧，可脱下，嘱被测者伸直肘部并轻度外展，手掌向上；肘部位置与心脏在同一水平面上。

3.打开血压计，使水银柱的读数降至"0"，将排尽空气的袖带指示箭头对准肱动脉，平整缚于上臂，袖带下缘应距肘窝横纹上 2 ~ 3 cm 处；不要绑太紧或太松，松紧度以恰能放进一指为宜，见图 4-1-5。

4.绑好袖带，在肘窝内侧摸到肱动脉搏动后，左手持听诊器听头放在肱动脉搏动位置，右手握充气气囊，拧紧气囊上的气阀门，见图 4-1-6。

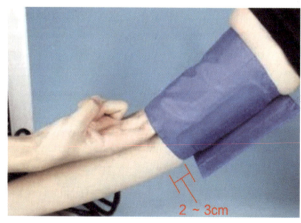
图 4-1-5 检查松紧度

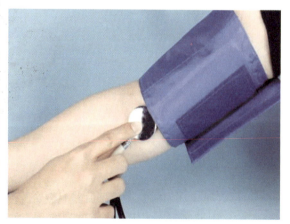
图 4-1-6 放置听诊器听头

5.轻轻打气加压，在打气时，应注视血压计的水银柱（注意：视线与刻度尽量保持在同一水平），使血压计水银柱均匀上升。边打气边听诊，待肱动脉搏动声消失后继续打气，使水银柱再升高 20 ～ 30 mmHg，停止打气，拧开气阀门，缓慢放气使水银柱缓缓下降。

6.当听到第一声脉搏跳动的声音，此时显示的读数即为收缩压值。继续边放气边听，直到在某个血压刻度，脉搏声变弱甚至消失，此时显示的读数为舒张压值。

7.排除余气后，待水银柱回"0"后，再次加压注气，同法再测量一次。

8.测量完毕后，排尽袖带内余气，整理袖带放回盒内。

9.血压计使用完毕后，应将血压计向汞瓶右侧倾斜约 45°，将水银完全回流后关闭储水银瓶的开关，以防水银流出。

10.记录测量的数值（收缩压 / 舒张压，mmHg）。

（三）注意事项

1.血压计应与被测量的手臂、心脏保持同一水平位置，被测者可以选择坐位或卧位进行测量。

2.被测者在测量前要保持心平气和，如有剧烈活动、情绪变化等应休息 15 ～ 30 min 再测量。

3.观察被测者血压时要 4 定：定时间、定部位、定体位、定血压计。

4.偏瘫、手术者，选择健侧肢体。

5.排除外因：袖带过宽、过紧、血压会偏低，袖带过窄、过松，血压会偏高。

6.因听不清、异常重测时，需排尽袖带气体，水银柱降至"0"点，稍等片刻测量，取最低值。

▼ 实训要点

1.被测者安静休息 5 ～ 10 min。

2.检查血压计。

3.充分暴露被测者手臂，肘部位置与心脏应在同一水平面上。

4.缚扎袖带，袖带下缘应距肘窝横纹上 2 ～ 3 cm 处，松紧度适宜，以能伸入一指为宜。

5.听诊器听头放在肱动脉搏动位置，气囊充气，旋开气阀缓慢放气。

6.注意听诊肱动脉听诊中声音的变化，并观察水银柱升降的变化。

7.测量完成后，整理用物。

▼ 实训评分

		评分内容	分值	得分	合计
测量血压	准备工作	检查血压计水银柱是否在"0"点，被测者肘部、血压计"0"点与心脏应在同一水平	0.5 分		
		袖带均匀紧贴皮肤，缠绕上臂，其下缘在肘窝以上 2 ～ 3 cm，袖带的中央位于肱动脉表层，其松紧度适宜；检查者确定肱动脉脉搏动位置后，将听诊器体件置于肱动脉搏动处听诊	0.5 分		

续表

		评分内容	分值	得分	合计
测量血压	准备工作	袖带内充气，边充气边听诊至肱动脉搏动声消失后，水银柱再升高 20～30 mmHg，缓慢打气，双眼平视观察水银柱，根据听诊动脉动声和水银柱位置读出收缩压、舒张压	0.5分		
		考生向考官报告测得的血压读数（先报收缩压、后报舒张压），考官复测一次，验证考生测定血压读数是否正确（如考注读数与考官读数差异很明显，收缩压差异大于 10 mmHg，舒张压差异大于 5 mmHg，为读数不正确）			
	提问作答	问题 A：血压的正常值是什么？	0.5分		
		考生作答：收缩压 ≤ 130 mmHg；舒张压 ≤ 80 mmHg			
		问题 B：高血压的诊断标准是什么？			
		考生作答：3 次以上非同日血压测定值，收缩压 ≥ 140 mmHg 和（或）舒张压 ≥ 90 mmHg，即可认为是高血压			

（许杰）

重点笔记

项目 4

急救技术

任务 4.2　吸氧术

▼　实训内容

（一）实训用品

医用一次性鼻氧管（图4-2-1）、湿化瓶（图4-2-2）、生理盐水、治疗碗、弯盘、棉签、手电筒等。

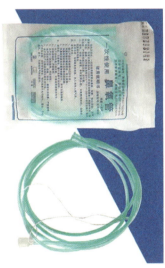
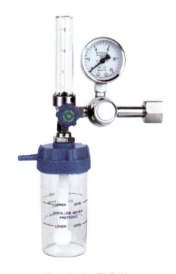

图 4-2-1　医用一次性鼻氧管　　　　　图 4-2-2　湿化瓶

（二）操作步骤

1. 操作前，操作者应戴好帽子、口罩，正确洗手。

2. 操作者将所需物品携至床旁，向患者解释操作的目的，取得患者同意后，取手电筒检查患者双侧鼻腔，观察鼻腔黏膜有无感染、出血等异常情况；确认无异常情况后，取无菌棉签放入生理盐水中浸润，用于清洁患者鼻腔。

3.清洁患者鼻腔后，安装氧气湿化瓶，先将湿化瓶上的氧气输入接口与中心供氧装置连接，然后用无菌纱布持湿化管进行连接，连接好以后，再将无菌生理盐水缓缓倒入湿化瓶中，只需倒至瓶身的1/3 ~ 1/2即可，同时安装好瓶身待用。注意，此时不要打开氧流量开关。

（1）连接鼻氧管：安装好氧气湿化瓶后，打开一次性鼻氧管包装袋，找到鼻氧管末端的接口，与湿化瓶左侧的氧气输出口连接，然后打开氧流量开关，调节流量（2 ~ 4 L/min）；完成上述步骤后，检查鼻氧管是否通畅，将鼻氧管放入装有无菌生理盐水的治疗碗中，若有气泡逸出，表示鼻氧管通畅，若无气泡逸出则表示鼻氧管阻塞，需要及时更换。确认无误后，再将鼻氧管的鼻塞缓缓插入患者鼻腔，调整鼻氧管的松紧度，协助患者整理好衣物，询问患者感受，交代注意事项。

（2）连接面罩式吸氧管：安装好氧气湿化瓶后，将面罩吸氧管末端连接在湿化瓶左侧的氧气输出接口处，调节好氧气流量（6 ~ 8 L/min），连接面罩，最后将氧气面罩置于患者口鼻部，调整好位置，松紧适度。询问患者感受，交代注意事项。

4.在给氧记录单上填写给氧的时间及氧流量，并将记录单悬挂在中心供氧装置上。

（三）注意事项

1.遵守操作流程，安全用氧，切实注意防火、防油、防震、防热（用氧"四防"），及时检查发现装置有无漏气问题。

2.治疗过程中始终保持鼻氧管和呼吸道通畅，及时清除口鼻分泌物。

3.注意观察吸氧效果和缺氧改善情况，并根据病情变化随时调节氧流量。

4.防止损伤肺组织：应先调节流量再给患者插入鼻氧管，调节流量时要缓慢，以免造成患者不适；停用时要先拔出鼻氧管再关闭氧气装置。

5.持续用氧者，应每8 ~ 12 h更换一次鼻氧管，双侧鼻孔交替吸氧。

6.氧气瓶内氧气切勿用尽，以防再次充气时引发爆炸。

▼ 实训要点

1.操作前戴好帽子、口罩，向考官口述洗手步骤，向患者解释操作的目的。

2.检查患者鼻腔，并清洁两侧鼻腔。

3.安装湿化瓶。

4.检查鼻氧管是否通畅。面罩吸氧不要求检查吸氧装置是否通畅，鼻塞法、鼻导管法则需要检查鼻吸管是否通畅。

5.调节氧流量，记录给氧时间和氧流量。

6.操作完毕后，询问患者感受，交代注意事项。

▼ 实训评分

		评分内容	分值	得分	合计
吸氧术	准备工作	向患者解释吸氧的目的；洗手（可口述），戴帽子、口罩	1分		
		携物至病床前，检查患者鼻腔，必要时用湿棉签清洁两侧鼻腔；协助患者取得舒适体位	1分		
		查看氧气表，确定氧气瓶的氧气量，检查氧气接管及面罩是否完好、通畅	0.5分		
	操作过程	打开氧气瓶总开关	1分		
		置氧气面罩于患者口鼻部，调整好位置，松紧带固定，松紧适度	1分		
		将氧气接管连接于面罩的氧气进孔上，视病情调节适宜的氧流量	1分		
		清洁患者面部，记录给氧时间、氧流量	0.5分		
	提问作答	考官提问：除面罩给氧法外，还有哪些给氧方法？(说出任意两种即可) 考生作答：单侧鼻导管法、双侧鼻导管法、鼻塞法、漏斗法、氧气枕法	1分		
	考生素质	明确告知患者操作，与患者沟通时态度和蔼，操作中动作轻柔，体现爱伤意识，操作结束后，能告知患者注意事项	1分		

（许杰）

重点笔记

任务 4.3 人工呼吸

实训目标

1. 掌握人工呼吸的操作方法。
2. 掌握人工呼吸的注意事项。

▼ 实训内容

（一）实训用品

心肺复苏模型人、纱布块等。

（二）操作步骤

1. 判断病情　在检查患者反应时，同时快速检查呼吸。

（1）重呼轻拍：大声呼喊患者，并轻拍双肩。

（2）触摸颈动脉搏动：一手食指和中指并拢，置于患者气管正中部位，男性可先触及喉结然后向一旁滑移2～3cm，至胸锁乳突肌内侧缘凹陷处。

如成年患者无反应、没有呼吸或呼吸不正常，10 s内未触及颈动脉搏动，可判定为心脏呼吸骤停。

2. 畅通气道　去除气道内异物，舌根后坠和异物阻塞是造成气道阻塞最常见的原因。开放气道应先去除气道内异物。如无颈部创伤，清除口腔中的异物和呕吐物时，可一手按压开下颌，另一手用食指将固体异物钩出，或用指套或手指缠纱布清除口腔中的液体分泌物。仰头—抬颏法见图4-3-1，托颌法见图4-3-2。

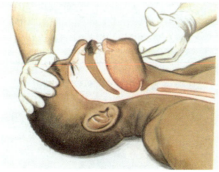
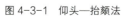
图 4-3-1　仰头—抬颏法

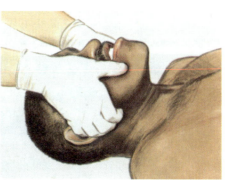
图 4-3-2　托颌法

3.人工呼吸

（1）患者仰卧，操作者一手托起患者的下颌并尽量使其头部后仰。

（2）用托下颌的拇指翻开患者的口唇使其张开，以利于吹气。

（3）在患者嘴上盖一纱布或手绢，另一手捏紧患者的鼻孔以免漏气（图4-3-3）。

（4）操作者深吸一口气后，将口紧贴患者的口吹气，直至其上胸部升起为止（图4-3-4）。

（5）吹气停止后，操作者头稍向侧转，并松开捏患者鼻孔的手。由于胸廓及肺弹性回缩作用，出现自然呼吸动作，患者肺内的气体则自行排出（图4-3-5）。

（6）按以上步骤反复进行，吹气频率为 12 ~ 16 次 /min。

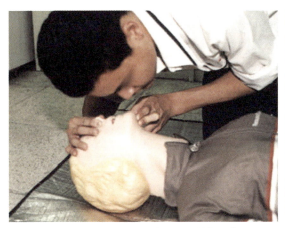
图 4-3-3　一手托起下颌，一手推额捏鼻

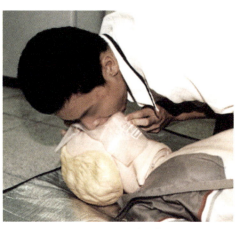
图 4-3-4　口对口吹气

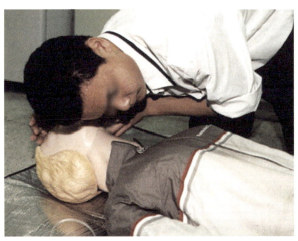
图 4-3-5　松开口鼻，观察胸廓回落

（三）注意事项

1.操作过程中应注意患者的呼吸道是否通畅。

2.对儿童、婴儿患者，人工呼吸的频率可酌情增加。

3.吹气的压力应均匀，吹气量不可过多，以每次 500 ~ 600 mL 为妥。用力不可过大过猛，否则气体易在气道内形成涡流，增加气道的阻力，影响有效通气量；或者因压力过大，有使肺泡破裂的危险，以及将气吹入胃内发生胃胀气。

4.吹气时间忌过短亦不宜过长，以占一次呼吸的 1/3 为宜。

5.如遇牙关紧闭者，可行口对鼻吹气，方法同上，但不可捏鼻且宜将其口唇紧闭。

1. 患者取仰卧位，抢救者一手放在患者前额，并用拇指和食指捏住患者的鼻孔，另一手握住颈部使头尽量后仰，保持气道开放状态。

2. 深吸一口气，张开口以封闭患者的嘴周围（婴幼儿可连同鼻一块包住），向患者口内连续吹气 2 次，每次吹气时间为 1 s，吹气量 500 ~ 600 mL，直到胸廓抬起。

3. 停止吹气，松开贴紧患者的嘴，并放松捏住鼻孔的手，将脸转向一旁，用耳听是否有气流呼出。

4. 再深吸一口新鲜空气为第二次吹气做准备，当患者呼气完毕，即开始下一次同样的吹气。

5. 如患者仍未恢复自主呼吸，则要进行持续吹气，成人吹气频率为 12 次 /min，儿童为 15 次 /min，婴儿为 20 次 /min，但是要注意，吹气时吹气容量相对于吹气频率更为重要，开始的两次吹气，每次要持续 1 ~ 2 s，让气体完全排出后再重新吹气。

6. 1 min 内检查颈动脉搏动及瞳孔、皮肤颜色。

▼ 实训评分

		评分内容	分值	得分	合计
人工呼吸	准备工作	检查呼吸道是否通畅，用纱布清除患者口鼻腔内的分泌物及异物	1 分		
	操作过程	将患者平放于稳定的平面上，仰卧，迅速解开其领口和腰带	0.5 分		
		一手抬起患者颈部，使其头部后仰，另一手按压患者前额保持其头部后仰，使患者下颌和耳垂连线垂直于地平面	1 分		
		一手将患者的下颌向上提起，另一手以拇指和食指捏紧患者的鼻孔	1 分		
		深吸气后，将口唇紧贴患者口唇，把患者嘴完全包住	0.5 分		
		深而快地向患者口内吹气应持续 1 s 以上，直至患者胸廓向上抬起	0.5 分		
		此时，立即脱离接触，操作者再吸气，以便下次吹气，与此同时，使患者的口张开，并松开捏鼻的手指，观察胸部恢复状况，然后再进行下一次人工呼吸	1 分		
	提问作答	考官提问：为什么人工呼吸需要抬起患者颈部,使其头部后仰？ 考生作答：为了保持呼吸道畅通 或者 考官提问：吹气的频率和吹气量分别是多少？ 考生作答：每分钟 12 ~ 16 次，吹气量为每次 500 ~ 600 mL	1 分		
	考生素质	操作结束后，能够将抢救的效果和下一步的处理意见与预后告知相关人员	1 分		
		抢救中动作规范准确，体现出爱护患者的意识，表现出良好的操作者素质	0.5 分		

（许杰）

任务 4.4　胸外心脏按压

1. 掌握胸外心脏按压的操作方法。
2. 掌握胸外心脏按压的注意事项。

▼　实训内容

（一）实训用品

心肺复苏模型人。

（二）操作步骤

1. 患者取仰卧位，头偏向一侧，操作者跪于或站于患者右侧，将患者上衣解开，暴露胸部，同时松开腰带。

2. 实施胸外按压

（1）按压部位：胸骨中下 1/3 交界处（或两乳头连线的中点），见图 4-4-1。

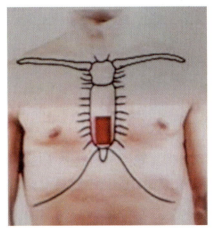

图 4-4-1　按压部位

（2）按压方法：①操作者一手掌根部紧贴于胸部按压部位，另一手掌放在此手背上，两手平行重叠且手指交叉互握稍抬起，使手指脱离胸壁。②操作者双臂应绷直，双肩中点垂直于按压部位，利用上半身的体重和肩、臂部肌肉力量垂直向下按压。③按压应平稳、有规律地进行，不能间断，下压与向上放松时间相等；按压至最低点处，应有一明显的停顿，不能冲击式地猛压或跳跃式按压；放松时定位的手掌根部不要离开胸部按压部位，但应尽量放松，使胸骨不受任何压力。④按压频率为 100 ～ 120 次/min，按压与放松时间比例以 1：1 为恰当。⑤成人按压的深度为 5 ～ 6 cm。按压方法及正确方式见图 4-4-2 至图 4-4-4。

（3）按压有效的主要指标：①能扪及大动脉搏动；收缩压 > 8.0 kPa；②患者面色、口唇、指甲及皮肤等色泽再度转红；③扩大的瞳孔再度缩小；④出现自主呼吸；⑤神志逐渐恢复，可有眼球活动、睫毛反射与对光反射出现，甚至手脚抽动，肌张力增加。

（4）在胸外按压的同时要进行人工呼吸，更不要为了观察脉搏和心率而频频中断心肺复苏，按压停歇时间一般不要超过 10 s，以免干扰复苏成功。按压与人工呼吸的比例按照单人复苏方式应为 30：2。

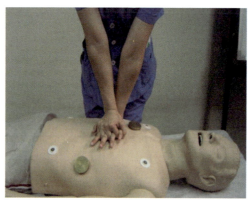

图 4-4-2 按压方法

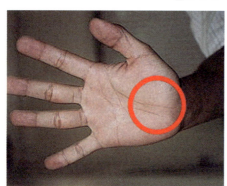

图 4-4-3 掌根部按压

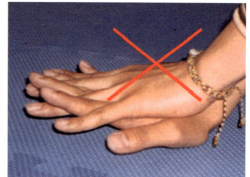

图 4-4-4 双手未交叉扣起

（三）注意事项

1. 首先检查患者呼吸道是否阻塞。口腔内如有异物应及时清除（包括义齿），为人工呼吸或气管插管打下基础。因为维持循环与呼吸功能同等重要，两者缺一不可。

2. 准确、及时地判断心跳停止，果断有效地进行胸外心脏按压，是保障抢救成功的关键。在胸外按压的同时建立良好的静脉通路，以保障复苏药物及时、有效地发挥作用。

3. 操作者准确、熟练，动作要到位；应注意按压正确部位、操作手法的准确性；按压应平稳、均匀、有规律。

4. 按压部位不宜过低，以免损伤肝、胃等内脏。压力要适宜，过轻则不足以推动血液循环，过重会使胸骨骨折，导致气血胸。

5. 心肺复苏施救应坚持 20 ～ 30 min，如为低温、溺水、触电、药物中毒、高血钾症等患者，可适当延长心肺复苏实施的时间。

▼ 实训要点

1.患者应以仰卧位躺在硬质平面。

2.肘关节伸直，上肢呈一直线，双肩正对双手，按压的方向与胸骨垂直。

3.对正常体型的患者，按压幅度至少 5 cm。

4.每次按压后，双手放松使胸骨恢复到按压前的位置，放松时双手不要离开胸壁。保持双手位置固定。

5.在一次按压周期内，按压与放松时间各为 50%。

6.每 2 min 更换按压者，每次更换尽量在 5 s 内完成。

7.心肺复苏过程中不应搬动患者并尽量减少中断。

▼ 实训评分

		评分内容	分值	得分	合计
胸外心脏按压	准备工作	将患者（医学模拟人）就地平卧置于地板上	0.5 分		
		去枕，解开衣扣，松解腰带，检查并保持患者呼吸道通畅	1 分		
	操作过程	操作者跪在患者右侧，将双手掌根部重叠于患者胸骨中下 1/3 交界处	1 分		
		肘关节伸直，借助身体之重力向患者脊柱方向按压	1 分		
		按压力度应使胸骨下陷 5～6 cm，按压后突然放松，按压时间和放松时间比为 1：1，放松时手掌不要离开按压部位	1 分		
		按压频率为 100～120 次/min	1 分		
	提问作答	考官提问：（三选一）	1 分		
		1.胸外心脏按压最常见的并发症是什么？			
		考生作答：最常见的并发症是肋骨骨折			
		2.单人抢救时与人工呼吸如何配合？			
		考生作答：单人抢救时，每按压 30 次，俯身做口对口人工呼吸 2 次			
		3.如何判断按压效果？			
		考生作答：患者意识状态恢复、大动脉搏动有力和黏膜红润			
	考生素质	操作时向患者家属或同事简单告知病情，操作结束后向患者家属或同事告知急救结果以及下一步处理意见	1 分		
		抢救中动作规范标准，体现出爱护患者的意识，表现出良好的医生素质	0.5 分		

1. 测量血压不恰当的是（　　　）。

    A. 安静 5 min 后，坐位、右上臂

    B. 袖带的大小适合患者的上臂臂围，至少覆盖臂围的 1/3

    C. 将袖带紧贴被测者上臂，袖带下缘应在肘弯上 2.5 cm

    D. 所有读数均应以水银柱凸面的顶端为准

2. 听诊器听件放置位置是（　　　）。

    A. 袖带内　　　　　　　　B. 袖带边缘　　　　　　　C. 体表动脉搏动处

    D. 随便　　　　　　　　　E. 袖带外

3. 测量血压时袖带缠得过紧可造成（　　　）。

    A. 血压偏低　　　　　　　B. 脉压加大　　　　　　　C. 收缩压偏高

    D. 舒张压偏高　　　　　　E. 舒张压偏低

4. 吸氧操作需严格遵守操作流程，注意用氧安全，切实做好"四防"，即防火、防震、防油、（　　　）。

    A. 防冷　　　　　　　　　B. 防热　　　　　　　　　C. 防爆

    D. 防潮　　　　　　　　　E. 防烟

5. 氧气筒内氧气不可用尽，当压力表上指针降至（　　　）时，即不可再用，应及时更换。

    A. 8 kg/cm^2　　　　　　　B. 7 kg/cm^2　　　　　　　C. 6 kg/cm^2

    D. 5 kg/cm^2　　　　　　　E. 4 kg/cm^2

6. 用氧过程中湿化瓶内湿化水量应以（　　　）为宜。

    A. 1/3 ~ 1/2　　　　　　　B. 2/3 ~ 1/2　　　　　　　C. 1/3 ~ 2/3

    D. 1/4 ~ 1/3　　　　　　　E. 1/5 ~ 1/4

7. 胸外心脏按压的部位为（　　　）。

    A. 胸骨下 1/3 处　　　　　B. 胸骨中 1/3 处　　　　　C. 胸骨中、下 1/3 交界处

    D. 胸骨中、上 1/3 交界处　E. 心前区

8. 判断胸外心脏按压操作效果，下列不正确的是（　　　）。

    A. 面色转红　　　　　　　B. 大动脉搏动消失　　　　C. 指甲颜色转红

    D. 瞳孔开始缩小　　　　　E. 心电图 QRS 波恢复正常

9. 关于成人胸外心脏按压的操作，下列选项错误的是（　　　）。

    A. 病人仰卧背部垫板

    B. 急救者用手掌根部按压

    C. 按压部位在病人心尖区

    D. 使胸骨下半段及其相邻的软骨下降至少 5 cm

    E. 按压要有节律，每分钟至少 100 次

10. 进行人工呼吸时，操作错误的是（　　　）。

    A. 不用捏患者鼻子直接吹气　　　　　　　　B. 清除患者口鼻内的异物和污物

    C. 使患者仰卧、头向后仰　　　　　　　　　D. 解开患者衣领、腰带

参考答案：

1. C；2. C；3. A；4. B；5. D；6. B；7. C；8. B；9. C；10. A

（许杰）

项目 5

临床综合思辨

序号	主要内容
1	任务 5.1　病史采集
2	任务 5.2　病例分析

考站名称	项目名称		必考	分值
第四考站 （26项） 23分	病史采集	9项	1项	5分
	病例分析	17项	1项	18分

任务 5.1　病史采集

▼　实训内容

（一）病史采集的内容

病史采集的内容见表5-1-1。

表5-1-1　病史采集的内容

内　容	要　点
主诉	患者感受最明显的症状，用一句话描述患者此次就诊的原因
	记录包括病变部位＋主要表现＋时间，一般不超过20个字
现病史	患者本次疾病的发生、发展、演变、诊治过程
	1.发病情况　询问发病时间、起病缓急、前驱症状、可能的诱因等
	2.主要症状及发展过程　病变部位、主要表现、持续时间、程度、缓解及加剧因素等
	3.伴随症状　伴随症状与主要症状间的相互关系
	4.治疗措施及效果　患者发病后接受检查与治疗的详细经过及效果
既往史	患者过去的健康状况和曾患疾病，询问与本病诊断、治疗相关的既往史
家族史	询问与本病诊断、治疗相关的内容

（二）常见主诉的病史采集

1. 牙痛。

2. 牙松动。

3. 牙龈出血。

4. 牙龈肥大。

5. 牙龈肿痛。

6.口腔黏膜溃疡。

7.口腔黏膜及皮肤窦道。

8.颌面部肿痛。

9.修复后疼痛。

口腔医师资格实践技能考试病史采集试题见表5-1-2至表5-1-10。

表5-1-2 口腔医师资格实践技能考试病史采集试题

试题编号：01　　　　　　　　　　牙痛

主诉：右上后牙疼痛3日
要求：按照标准门诊病历要求，围绕以上主诉，口述应如何询问该患者现病史及相关病史的内容
时间：5 min　　　　　　评分：5分
问诊内容：

（一）现病史　根据主诉症状及相关鉴别询问。

1.发病情况　询问发病时间、起病缓急、前驱症状、可能的诱因等。

2.主要症状　询问疼痛部位、发作方式及频率、发作时间、疼痛程度及性质、加重或减轻疼痛的因素。

3.伴随症状及鉴别诊断　询问是否冷刺激一过性疼痛，有无延缓痛？是否对机械刺激更敏感？有无咬合痛，脱离咬合接触后疼痛是否消失？有无自发性尖锐性疼痛，夜晚疼痛，冷热刺激激发或加剧疼痛，放射性疼痛？有无阵发性隐痛或钝痛，伴长期冷热刺激疼痛，是否可以定位？是否发生持续性剧烈跳痛，牙松动，牙伸长感明显，不敢咬合？有无牙龈及面部肿胀，发热头痛等全身症状？有无个别龈乳头肿胀，持续性胀痛？有无长期刷牙出血，牙齿松动脱落，咀嚼无力及食物嵌塞？有无牙龈肿胀，溢脓，剧烈疼痛？有无牙龈坏死，腐败性口臭，剧烈疼痛？有无磨牙区胀痛不适，吞咽开口活动疼痛？有无拔牙后放射性剧烈疼痛，牙龈肿胀，牙槽窝空虚，腐败性口臭？有无扳机点，短暂的剧烈疼痛？

4.治疗措施及效果　是否到医院或门诊看过？做过哪些检查及处理？治疗效果如何？

（二）相关病史

1.药物过敏史。

2.与该病有关的其他病史　近期有无食物嵌塞或硬物刺伤牙龈，近期有无拔牙史，既往有无深龋洞、陈旧性充填体或其他牙体硬组织疾病，是否曾经有自发性疼痛及不完善的牙髓治疗病史，有无牙外伤、牙齿松动、牙齿变色、牙龈肿胀等病史。

（三）问诊技巧

1.有条理性，抓住重点。

2.围绕病情询问。

3.问诊语言恰当。

4.避免暗示性问诊。

可能诊断疾病：

1.深龋。

2.牙本质过敏症。

3.牙隐裂。

4.可复性牙髓炎。

5.急性牙髓炎。

6.慢性牙髓炎。

7.急性根尖周炎。

8.急性龈乳头炎。

9.慢性牙周炎。

10. 牙周脓肿。

11. 急性坏死性溃疡性龈炎。

12. 智齿冠周炎。

13. 干槽症。

14. 牙外伤。

15. 三叉神经痛

备注	

表 5-1-3 口腔医师资格实践技能考试病史采集试题

试题编号：02　　　　　　　　　牙松动

主诉：牙齿松动 2 周
要求：按照标准门诊病历要求，围绕以上主诉，口述应如何询问该患者现病史及相关病史的内容
时间：5 min　　　　　　评分：5 分

问诊内容：

（一）现病史　根据主诉症状及相关鉴别询问。

1. 发病情况　询问发病时间、起病缓急、前驱症状、可能的诱因等。

2. 主要症状　询问牙松动部位、时间、松动程度。

3. 伴随症状及鉴别诊断　询问患者年龄。是否发生持续性的剧烈跳痛，牙松动，牙伸长感明显，不敢咬合？有无牙龈及面部肿胀，发热头痛等全身症状？有无长期刷牙出血，牙齿松动脱落，咀嚼无力及食物嵌塞？有无手掌或脚掌角化物增多，多汗或臭汗？有无先天愚形面部特征？有无发热头痛等全身症状，下唇麻木或鼻腔溢脓？近期有无外伤史或正畸治疗史？

4. 治疗措施及效果　是否到医院看过？做过哪些检查及处理？治疗效果如何？

（二）相关病史

1. 药物过敏史。

2. 与该病有关的其他病史　患者父母亲是否近亲婚配，患者同胞有无患病，口腔卫生状况与病变破坏程度的关系，既往是否有牙松动脱落、牙龈肿胀、牙齿变色等病史。

（三）问诊技巧

1. 有条理性，抓住重点。

2. 围绕病情询问。

3. 问诊语言恰当。

4. 避免暗示性问诊。

可能诊断疾病：

1. 乳牙滞留。

2. 急性根尖周炎。

3. 慢性牙周炎。

4. 侵袭性牙周炎。

5. 掌跖角化—牙周破坏综合征。

6. Down 综合征。

7. 颌骨骨髓炎。

8. 牙外伤。

9. 正畸治疗

备注	

表 5-1-4 口腔医师资格实践技能考试病史采集试题

试题编号：03　　　　　　　　　牙龈出血

主诉：牙龈出血2个月
要求：按照标准门诊病历要求，围绕以上主诉，口述应如何询问该患者现病史及相关病史的内容
时间：5min　　　　　　　　评分：5分
问诊内容：

（一）现病史　根据主诉症状及相关鉴别询问。

1. 发病情况　询问发病时间、起病缓急、前驱症状、可能的诱因等。

2. 主要症状　询问出血部位、时间、出血量。

3. 伴随症状及鉴别诊断　询问出血原因，是否刷牙咬硬物出血或自发性出血？询问患者年龄。是否怀孕？是否牙龈肿胀，出血不止，牙龈充血是否不消退？是否牙龈坏死，腐败性口臭，剧烈疼痛？是否有长期低热，疲乏无力，身体抵抗力低下？有无长期刷牙出血，牙齿松动脱落，咀嚼无力及食物嵌塞？

4. 治疗措施及效果　是否到医院看过？做过哪些检查及处理？治疗效果如何？

（二）相关病史

1. 药物过敏史。

2. 与该病有关的其他病史　近期外伤史，是否处于青春期或妊娠期，既往是否有全身血液系统疾病病史。

（三）问诊技巧

1. 有条理性，抓住重点。

2. 围绕病情询问。

3. 问诊语言恰当。

4. 避免暗示性问诊。

可能诊断疾病：

1. 慢性牙龈炎。

2. 青春期牙龈炎。

3. 妊娠期牙龈炎。

4. 白血病牙龈病损。

5. 艾滋病牙龈病损。

6. 急性坏死性溃疡性牙龈炎。

7. 慢性牙周炎。

8. 牙外伤。

9. 全身血液系统疾病（贫血、血小板减少性紫癜、再障）

备注

表 5-1-5 口腔医师资格实践技能考试病史采集试题

试题编号：04　　　　　　　　　牙龈肿胀

主诉：牙龈肿胀1个月
要求：按照标准门诊病历要求，围绕以上主诉，口述应如何询问该患者现病史及相关病史的内容
时间：5min　　　　　　　　评分：5分
问诊内容：

（一）现病史　根据主诉症状及相关鉴别询问。

1. 发病情况　询问发病时间、起病缓急、前驱症状、可能的诱因等。

2. 主要症状　询问肿胀部位、范围、时间。

3.伴随症状及鉴别诊断　询问患者口腔卫生状况及患者年龄。是否怀孕？是否反复或者持续性增大？发生在个别牙或者全口牙？是否刷牙咬硬物出血或自发性出血？是否牙龈肿胀，出血不止，牙龈充血是否不消退？是否牙龈坏死，腐败性口臭，剧烈疼痛？有无个别龈乳头肿胀，出血，持续性胀痛？有无个别龈乳头肿胀，出血，持续性胀痛？是否有长期服药史？肿胀覆盖牙面范围大小？是否有家族史？是否长期刷牙出血，牙齿松动脱落，咀嚼无力，食物嵌塞？有无牙龈肿胀，溢脓，剧烈疼痛？

4.治疗措施及效果　是否到医院看过？做过哪些检查及处理？治疗效果如何？

（二）相关病史

1.药物过敏史。

2.与该病有关的其他病史　近期有无食物嵌塞或硬物刺伤牙龈，既往是否长期服用三类药物，即抗癫痫药物苯妥英钠（大仑丁）、免疫抑制剂环孢菌素、钙通道阻滞剂硝苯地平（心痛定），是否有牙龈肿胀家族病史。

（三）问诊技巧

1.有条理性，抓住重点。

2.围绕病情询问。

3.问诊语言恰当。

4.避免暗示性问诊。

可能诊断疾病：

1.慢性牙龈炎。

2.青春期牙龈炎。

3.妊娠期牙龈炎。

4.白血病牙龈病损。

5.急性牙龈乳头炎。

6.药物性牙龈增生。

7.牙龈纤维瘤病。

8.牙周脓肿

备注

表 5-1-6　口腔医师资格实践技能考试病史采集试题

试题编号：05　　　　　　　　　　　牙龈肿痛

主诉：牙龈肿胀疼痛1周

要求：按照标准门诊病历要求，围绕以上主诉，口述应如何询问该患者现病史及相关病史的内容

时间：5 min　　　　　　　　评分：5分

问诊内容：

（一）现病史　根据主诉症状及相关鉴别询问。

1.发病情况　询问发病时间、起病缓急、前驱症状、可能的诱因等。

2.主要症状　询问牙龈肿胀的部位、范围、时间、生长速度及疼痛性质。

3.伴随症状及鉴别诊断　询问患者口腔卫生状况、患者年龄。是否怀孕？是否反复或者持续性增大？发生在个别牙或者全口牙？是否发生持续性的剧烈疼痛，牙松动，牙伸长感明显，不敢咬合？有无牙龈及面部肿胀，发热头痛等全身症状？有无反复肿痛史？是否刷牙咬硬物出血或自发性出血？是否出血不止，剧烈疼痛，伴腐败性口臭？是否有长期服药史？肿胀覆盖牙面范围大小？是否牙龈溢脓口臭，牙齿松动脱落，长期咀嚼无力及食物嵌塞？有无磨牙区肿痛不适，吞咽开口活动疼痛？有无发热头痛等全身症状，下唇麻木或鼻腔溢脓？有无颌面部膨隆，生长速度及近期是否突然加速生长？

4.治疗措施及效果　是否到医院看过？做过哪些检查及处理？治疗效果如何？

续表

（二）相关病史 1. 药物过敏史。 2. 与该病有关的其他病史　近期有无外伤史；既往是否有深龋洞，陈旧性充填体或其他牙体硬组织疾病；是否有不完善的牙髓治疗史；是否长期服用苯妥英钠（大仑丁）、环孢菌素、硝苯地平（心痛定）；是否有家族病史。 （三）问诊技巧 1. 有条理性，抓住重点。 2. 围绕病情询问。 3. 问诊语言恰当。 4. 避免暗示性问诊。 可能诊断疾病： 1. 急性化脓性根尖周炎。 2. 有窦型慢性根尖周脓肿。 3. 青春期牙龈炎。 4. 妊娠期牙龈炎。 5. 白血病牙龈病损。 6. 急性牙龈乳头炎。 7. 药物性牙龈增生。 8. 牙龈纤维瘤病。 9. 牙周脓肿。 10. 急性智齿冠周炎。 11. 颌骨骨髓炎。 12. 牙外伤。 13. 颌面部肿瘤	
备注	

表5-1-7　口腔医师资格实践技能考试病史采集试题

试题编号：06　　　　　　　　　口腔黏膜溃疡

主诉：口腔溃疡1周
要求：按照标准门诊病历要求，围绕以上主诉，口述应如何询问该患者现病史及相关病史的内容
时间：5min　　　　　　　评分：5分
问诊内容： （一）现病史　根据主诉症状及相关鉴别询问。 1. 发病情况　询问发病时间、起病缓急、前驱症状、可能的诱因等。 2. 主要症状　询问溃疡的部位、数目、时间、大小、形态。 3. 伴随症状及鉴别诊断　询问是否反复发作的圆形或椭圆形溃疡，有"黄、红、凹、痛"特点？是否有明显局部刺激因素，去除刺激后病变愈合或好转？是否反复发生生殖器溃疡，眼部病变，皮肤损害？是否久治不愈的溃疡突然进行性增大，外形呈"菜花状"？询问患者年龄，发病前是否头痛发热，出现针尖大小成簇小水泡？是否出现单侧带状发布的簇集性小水泡伴剧烈疼痛，多分布于胸腹或腰部？是否发生于夏秋季3岁以下患者，口腔黏膜，手掌，足底处散在水泡，丘疹？是否只在口腔后部出现溃疡？是否有用药史或变应原接触史，且与发病时间吻合，停药或去除局部过敏原后病变愈合？ 4. 治疗措施及效果　是否到医院看过？做过哪些检查及处理？治疗效果如何？

（二）相关病史

1.药物过敏史。

2.与该病有关的其他病史　近期有无头痛、发热、疲乏、肌肉酸痛等全身症状；既往有无反复发作，自行恢复病史；有无累及身体其他部位的病损病史。

（三）问诊技巧

1.有条理性，抓住重点。

2.围绕病情询问。

3.问诊语言恰当。

4.避免暗示性问诊。

可能诊断疾病：

1.复发性口腔溃疡。

2.创伤性溃疡。

3.白塞病。

4.恶性肿瘤引起的溃疡。

5.疱疹性口炎。

6.带状疱疹。

7.手足口病。

8.疱疹性咽峡炎。

9.过敏性口炎

备注

表 5-1-8　口腔医师资格实践技能考试病史采集试题

试题编号：07　　　　　　　　　　口腔黏膜及皮肤窦道

主诉：右侧颊部皮肤窦道 1 周
要求：按照标准门诊病历要求，围绕以上主诉，口述应如何询问该患者现病史及相关病史的内容
时间：5 min　　　　　　　　评分：5 分

问诊内容：

（一）现病史　根据主诉症状及相关鉴别询问。

1.发病情况　询问发病时间、起病缓急、前驱症状、可能的诱因等。

2.主要症状　询问窦道的部位、时间、分泌物性质。

3.伴随症状及鉴别诊断　询问窦道是否反复或持续性存在？是否发生持续性的剧烈跳痛，牙松动，牙伸长感明显，不敢咬合，发热头痛等全身症状？是否咬合无力，有反复肿痛史？是否牙龈溢脓口臭，牙齿松动脱落，长期咀嚼无力及食物嵌塞？是否出现发热头痛全身症状，下唇麻木或鼻腔溢脓？是否出现磨牙区肿痛不适，吞咽，开口活动疼痛？是否出现颌面部淋巴结肿大疼痛？是否出现面部肿胀疼痛？是否出现颌面部膨隆，生长速度及近期突然加速生长？

4.治疗措施及效果　是否到医院看过？做过哪些检查及处理？治疗效果如何？

（二）相关病史

1.药物过敏史。

2.与该病有关的其他病史　询问外伤史，既往是否有深龋洞，陈旧性充填体或其他牙体硬组织疾病等；是否曾经自发性疼痛及不完善的牙髓治疗病史；询问与窦道来源相关病史，是否有颌面部肿瘤病史。

续表

（三）问诊技巧
1. 有条理性，抓住重点。
2. 围绕病情询问。
3. 问诊语言恰当。
4. 避免暗示性问诊。
可能诊断疾病：
1. 急性化脓性根尖周炎。
2. 窦型慢性根尖周脓肿。
3. 牙周脓肿。
4. 颌骨骨髓炎。
5. 智齿冠周炎。
6. 淋巴结炎。
7. 颌面部肿瘤。
8. 牙外伤
备注

表 5-1-9　口腔医师资格实践技能考试病史采集试题

试题编号：08　　　　　　　　颌面部肿痛

主诉：左侧面部肿胀疼痛1周
要求：按照标准门诊病历要求，围绕以上主诉，口述应如何询问该患者现病史及相关病史的内容
时间：5 min　　　　　　　评分：5分
问诊内容：

（一）现病史　根据主诉症状及相关鉴别询问。

1. 发病情况　询问发病时间、起病缓急、前驱症状、可能的诱因等。

2. 主要症状　询问颌面部肿胀的部位、范围、时间、疼痛性质。

3. 伴随症状及鉴别诊断　询问面部肿胀是否反复或持续性增大？是否发生持续性的剧烈跳痛，牙松动，牙伸长感明显，不敢咬合，发热头痛等全身症状？是否牙龈溢脓，口臭，牙齿松动脱落，长期咀嚼无力及食物嵌塞？是否咬合无力，有反复肿痛史？有无磨牙区肿痛不适，吞咽开口活动疼痛？是否发生颌面部淋巴结肿大，疼痛？有无发热头痛等全身症状，下唇麻木或鼻腔溢脓？是否面部肿胀，局部"红、肿、热、痛"，出现头痛发热等全身症状？是否发生腮腺区肿胀，疼痛？是否发生唇部与鼻部"危险三角区"肿胀疼痛？是否出现颌面部膨隆，生长速度及近期突然加速生长？

4. 治疗措施及效果　是否到医院看过？做过哪些检查及处理？治疗效果如何？

（二）相关病史

1. 药物过敏史。

2. 与该病有关的其他病史　询问外伤史，既往是否有深龋洞，陈旧性充填体或其他牙体硬组织疾病；是否曾经有牙齿自发性疼痛及不完善的牙髓治疗病史；是否有颌面部肿瘤病史。

（三）问诊技巧

1. 有条理性，抓住重点。

2. 围绕病情询问。

3. 问诊语言恰当。

4. 避免暗示性问诊。

项目 5

临床综合思辨

可能诊断疾病:

1. 急性化脓性根尖周炎。

2. 牙周脓肿。

3. 智齿冠周炎。

4. 淋巴结炎。

5. 颌骨骨髓炎。

6. 颌面部间隙感染。

7. 腮腺炎。

8. 面部疖痈。

9. 颌面部肿瘤

备注

表 5-1-10　口腔医师资格实践技能考试病史采集试题

试题编号:09　　　　　　　　　　修复后疼痛

主诉: 活动义齿戴牙后疼痛3日	
要求: 按照标准门诊病历要求,围绕以上主诉,口述应如何询问该患者现病史及相关病史的内容	
时间: 5min	评分: 5分

问诊内容:

(一)现病史　根据主诉症状及相关鉴别询问。

1. 发病情况　询问发病时间、起病缓急、前驱症状、可能的诱因等。

2. 主要症状　询问戴牙后疼痛部位、发作方式及频率、发作时间、疼痛程度、加重或减轻疼痛的因素。

3. 伴随症状及鉴别诊断　询问是否冷刺激一过性疼痛,有无延缓痛?有无自发性尖锐性疼痛,夜晚疼痛,冷热刺激激发或加剧疼痛,放射性疼痛?是否发生持续性剧烈疼痛,牙松动,牙伸长感明显,不敢咬合?有无牙龈及面部肿胀,发热头痛等全身症状?询问有无牙龈出血,卡环尖有无刺伤或基托压迫?是否发生咬合早接触,牙松动及咬合痛?是否发生卡环过紧或人工牙与邻牙接触过紧?基托边缘过长或锐利,义齿翘动或摆动?

4. 治疗措施及效果　是否到医院看过?做过哪些检查及处理?治疗效果如何?

(二)相关病史

1. 药物过敏史。

2. 与该病有关的其他病史　既往是否有深龋洞,陈旧性充填体或其他牙体硬组织疾病;是否曾经有牙齿自发性疼痛及有不完善的牙髓治疗病史;是否有其他未治疗的牙体牙髓病及牙周病变;仔细询问戴牙后基牙疼痛和软组织疼痛的相关病史。

(三)问诊技巧

1. 有条理性,抓住重点。

2. 围绕病情询问。

3. 问诊语言恰当。

4. 避免暗示性问诊。

可能诊断疾病:

1. 可复发性牙髓炎。

2. 急性牙髓炎。

3. 急性根尖周炎。

续表

4. 慢性龈炎。
5. 咬合创伤。
6. 咬合早接触。
7. 卡环过紧或人工牙与邻牙接触过紧。
8. 基托边缘过长或锐利。
9. 缓冲不足。
10. 义齿不稳定。
11. 卡环刺激牙龈
备注

（李周胜，何伟）

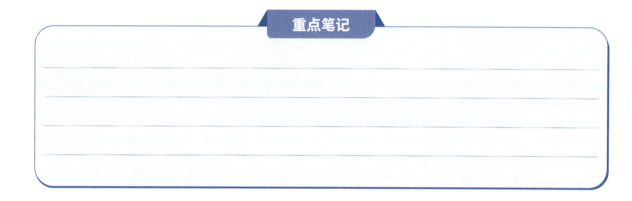

重点笔记

项目
5

临床综合思辨

任务 5.2　病例分析

1. 掌握病例分析的基本方法。
2. 掌握病例分析的要求,包括诊断、诊断依据、鉴别诊断及治疗意见。

▼　实训内容

一、龋病

龋病的口腔医师资格实践技能考试病例分析试题见表5-2-1。

表 5-2-1　口腔医师资格实践技能考试病例分析试题

试题编号:01　　　　　　　　　龋病

病历资料:
1. 患者　女性,20岁。
2. 主诉　右下后牙食物嵌塞2月,冷热刺激疼痛1周。
3. 现病史　患者2个月来右下后牙进食时食物嵌塞伴胀痛,1周前出现冷热酸甜刺激疼痛,尤其冷水刷牙时明显。
4. 检查　46远中邻面深龋洞,洞缘呈深褐色,龋洞内有较多食物残渣沉积,探诊酸痛,质地松软,无穿髓孔,叩诊(−),松动度正常,牙髓活力冷测验正常,冷水入洞一过性疼痛,无延缓痛。X线片显示36远中邻面深龋损。
5. 既往史　无自发痛病史
要求:按照标准门诊病历要求,围绕上述病历资料,提出疾病诊断、诊断依据、鉴别诊断及治疗意见
时间:12 min　　　　　　　　评分:18分
(一)诊断　46远中邻面深龋。 (二)诊断依据 1. 典型症状　冷热酸甜疼痛,尤其对冷刺激敏感,冷刺激产生一过性疼痛,去除刺激疼痛马上消失。 2. 口腔检查　患牙有色、形、质改变,无穿髓。 3. 无自发痛病史。

续表

（三）鉴别诊断	
1. 可复性牙髓炎　冷热刺激一过性疼痛,冷测验反应敏感;而深龋冷测验反应正常,冷水入洞时一过性疼痛,去除刺激疼痛马上消失。	
2. 慢性闭锁性牙髓炎　有自发痛病史,温度测验有延缓痛,叩诊检查可有疼痛。	
（四）治疗意见	
1.46 行复合树脂充填术或嵌体修复术。	
2. 必要时,行间接盖髓术 + 垫底充填。	
3. 定期复查	
备注	

二、牙髓病

牙髓炎的口腔医师资格实践技能考试病例分析试题见表 5-2-2。

表 5-2-2　口腔医师资格实践技能考试病例分析试题

试题编号：02　　　　　　　　　　牙髓炎

病历资料：

1. 患者　男性，32 岁。

2. 主诉　左上后牙间歇性夜晚疼痛 1 周,加重 1 日。

3. 现病史　患者一个多月来左上后牙冷热刺激疼痛,1 周前出现间歇性夜晚疼痛,疼痛不能定位。口服抗生素和镇痛剂（阿莫西林胶囊和芬必得胶囊）后缓解。昨晚出现持续性剧烈疼痛,影响睡眠,口含冰水缓解。

4. 检查　口腔检查见左上后牙牙石堆积较多,牙龈肿胀呈鲜红色,BOP（+）,PD < 3 mm。26 近中邻面深龋洞,探诊疼痛,未见穿髓孔,叩诊（+）,松动度正常,冷测验反应迟钝,热测验反应敏感,X 线片显示 26 近中邻面深龋损近穿髓

要求：按照标准门诊病历要求,围绕上述病历资料,提出疾病诊断、诊断依据、鉴别诊断及治疗意见

时间：12 min　　　　　　　**评分：**18 分

（一）诊断

1.26 急性化脓性牙髓炎。

2. 慢性牙龈炎。

（二）诊断依据

1. 典型疼痛症状　自发性疼痛,夜间疼痛,温度刺激激发或加重疼痛,疼痛不能定位。

2. 患牙能找到引起牙髓病变的牙体硬组织损害等病因　近中邻面深龋损近穿髓,探诊疼痛。

3. 温度试验可帮助定位　冷测验反应迟钝,热测验反应敏感。对患牙的定位是诊断牙髓炎的关键。

4. 叩诊（+）。

5. 慢性牙龈炎诊断依据　局部牙石堆积较多,牙龈肿胀呈鲜红色,BOP（+）,PD < 3 mm。

（三）鉴别诊断

1. 急性浆液性牙髓炎　急性化脓性牙髓炎的典型特点为"热刺激痛、冷刺激缓解",叩诊（+）。

2. 三叉神经痛　有疼痛扳机点,触及该处时引发疼痛,夜间较少发作,冷热刺激不引起疼痛,疼痛剧烈而持续时间很短。

3. 急性牙龈乳头炎　为持续性胀痛,对疼痛定位,一般不能查及明确的牙体硬组织损害等病因,龈乳头局部充血、水肿明显,多有食物嵌塞病史。

4. 急性上颌窦炎　为持续性胀痛,患侧上颌前磨牙和磨牙可同时受累而致使相邻两三颗牙均有叩痛,未查及明确的牙体硬组织疾病,检查上颌窦前壁可出现压痛,同时患者可伴头痛、鼻塞、脓涕等上呼吸道感染症状。

5. 慢性牙周炎　PD < 3 mm,X 线片未见牙槽骨吸收。

续表

（四）治疗意见

1. 急性期应急处理　开髓止痛术或直接失活术及直接去髓术。

2. 急性炎症控制后，建议 26 行根管治疗术。

3. 择期全冠修复术或嵌体修复术。

4. 慢性牙龈炎采用超声波龈上洁治术，配合局部药物治疗。口腔卫生宣教，防止复发。

5. 定期复查

备注

三、根尖周炎

根尖周炎口腔医师资格实践技能考试病例分析试题见表 5-2-3。

表 5-2-3　口腔医师资格实践技能考试病例分析试题

试题编号：03　　　　　　　　　根尖周炎

病历资料：

1. 患者　女性，18 岁。

2. 主诉　右下后牙咀嚼疼痛 3 个月，自发性跳痛 2 日。

3. 现病史　患者 3 个月来右下后牙进食咀嚼疼痛，未作处理。2 日前出现自发性、持续性跳痛，尤其感觉患牙伸长，不敢咬合。

4. 检查　45 牙冠呈暗灰色，咬合面中央有黑色小点，探诊不能插入，叩诊(++)~(+++)，松动度Ⅱ°~Ⅲ°，牙髓活力温度测验无反应，45 根部牙龈潮红，右颌下淋巴结肿大伴压痛。X 线片显示 45 根尖未发育完全，牙周膜模糊。

5. 既往史　6 年前右下后牙因自发性剧烈疼痛，曾在当地医院进行抗炎治疗后缓解（具体不详）

要求： 按照标准门诊病历要求，围绕上述病历资料，提出疾病诊断、诊断依据、鉴别诊断及治疗意见

时间： 12 min　　　　　　**评分：** 18 分

（一）诊断

1. 45 急性化脓性根尖周炎（根尖周脓肿阶段）。

2. 45 畸形中央尖（根尖未发育完全）。

（二）诊断依据

1. 典型疼痛症状　自发性、持续性跳痛，患牙伸长感加重，不敢咬合。

2. 检查　45 叩诊（++）~（+++），松动度Ⅱ°~Ⅲ°，温度测验无反应，45 根尖牙龈潮红，右颌下淋巴结肿大伴压痛。

3. 患牙能找到引起根尖周病变的牙体硬组织损害等病因　45 牙冠呈暗灰色，合面中央有黑色小点（结合后续依据推断为畸形中央尖折断处）。

4. 45 畸形中央尖诊断依据　X 线片显示 45 根尖未形成，既往史提示患者 12 岁（6 年前）是 45 萌出期，有自发痛病史。咬合面中央有黑色小点、探针不能插入。

（三）鉴别诊断

1. 慢性根尖周炎急性发作　X 线片显示根尖周组织硬骨板变模糊、连续性发生中断或消失、透射影像。而急性根尖周炎 X 线片根尖周组织无明显改变。

2. 急性牙髓炎　患牙阵发性疼痛、患牙不能定位，叩诊疼痛不明显、晚期出现，松动度正常，牙髓活力测验敏感，牙龈及淋巴结无明显变化。

3. 急性浆液性根尖周炎　患牙咬合痛，有浮出感；早期部分患者诉咬紧患牙而稍感舒服，后期出现自发性、持续性钝痛；叩诊(+)~(++)；牙龈无红肿；患牙可有Ⅰ°松动；X 线片根尖周组织无明显改变。

4.急性牙周脓肿　疼痛程度较轻；有深牙周袋；脓肿部位近龈缘；松动明显，消炎后仍松动；X线片显示牙槽嵴破坏。

5.浅龋　探针检查时有粗糙感或能卡住或钩住探针尖端。

（四）治疗意见

1.急性期应急处理　开髓引流、调整咬合、脓肿切开引流、消炎止痛。

2.建议 45 先行根尖诱导成形术或 MTA 根尖屏障术。

3.待 45 根尖发育完全或根尖屏障形成后，再行根管充填术。

4.择期全冠修复术。

5.定期复查

备注

四、慢性龈炎

慢性龈炎口腔医师资格实践技能考试病例分析试题见表 5-2-4。

表 5-2-4　口腔医师资格实践技能考试病例分析试题

试题编号：04　　　　　　　　慢性龈炎

病历资料：

1.患者　男性，30 岁。

2.主诉　刷牙或咬硬物出血 3 个月。

3.现病史　患者 3 个月来刷牙或咬硬物时出血明显，自觉牙龈发痒、发肿、不适，口臭明显。曾口服抗生素及含漱漱口水，无明显缓解。

4.检查　口腔卫生状况差，龈缘处堆积牙结石，牙面附较多软垢及色素沉着，口臭明显。全口牙龈呈鲜红色、龈缘变厚、龈乳头肿大表面光亮，质地松软缺乏弹性、部分龈缘糜烂，尤其在下颌前牙区明显。BOP（＋），PD ≤ 3 mm，叩诊（－），松动不明显，X 线片未见牙槽嵴明显吸收

要求：按照标准门诊病历要求，围绕上述病历资料，提出疾病诊断、诊断依据、鉴别诊断及治疗意见

时间：12 min　　　　　　　评分：18 分

（一）诊断　慢性龈炎。

（二）诊断依据

1.典型症状　刷牙或咬硬物时出血，口臭明显。

2.检查　典型牙龈"色、形、质"改变，好发下颌前牙区。BOP（＋），PD ≤ 3 mm，松动不明显，X 线片未见牙槽嵴明显吸收。

（三）鉴别诊断

1.早期慢性牙周炎　牙龈炎症，牙周袋形成，牙齿松动，牙槽骨吸收。对病程长、病变程度重的慢性牙龈炎患者，应仔细检查及复查。

2.血液系统疾病引起的牙龈出血　通过血液学检查排除白血病、血小板减少性紫癜、再生障碍性贫血及血友病等。

3.坏死性溃疡性牙龈炎　有自发性出血，特征性病损龈乳头和龈缘坏死，有明显疼痛。

4.青春期牙龈炎　患者处于青春期，牙龈炎症反应与局部刺激物的量不成比例，牙龈组织炎症反应较强。

5.妊娠期牙龈炎　患者处于妊娠期，牙龈炎症反应明显或形成龈瘤样改变。分娩后自行减轻或消退。

续表

（四）治疗意见

1. 去除局部刺激因素　龈上洁治术清除菌斑、牙石，消除菌斑滞留因素，配合局部药物治疗。

2. 口腔卫生宣教，防止复发。

3. 定期复查

| 备注 | |

五、慢性牙周炎

慢性牙周炎口腔医师资格实践技能考试病例分析试题见表 5-2-5。

表 5-2-5　口腔医师资格实践技能考试病例分析试题

试题编号：05　　　　　　　　慢性牙周炎

病历资料：

1. 患者　男性，61 岁。

2. 主诉　刷牙出血 10 年，后牙咀嚼无力 3 个月。

3. 现病史　患者 10 年来刷牙或咬水果时出血，进食时经常食物嵌塞、胀痛不适，口臭难闻。3 个月前自觉后牙咀嚼无力，不能咬硬物，冷水刷牙酸痛明显。部分牙齿有松动，前牙向前突出，牙间隙增大。

4. 检查　全口卫生状况差，大量牙石与色素沉着，牙龈红肿伴明显退缩，上下前牙向唇侧倾斜呈扇形排列，临床牙冠变长，牙根面暴露，BOP（+），PD5～9mm。16 与 26 松动度 Ⅰ°～Ⅱ°，下前牙松动度 Ⅰ°，X 线片显示全口牙槽骨水平型吸收达根长的 1/2～2/3，16 与 26 吸收近根尖区，磨牙根分叉区见骨低密度影像或透射影像。

5. 既往史　无血液疾病、糖尿病等系统疾病

要求：按照标准门诊病历要求，围绕上述病历资料，提出疾病诊断、诊断依据、鉴别诊断及治疗意见

时间：12min　　　　　　评分：18 分

（一）诊断　慢性牙周炎。

（二）诊断依据

1. 典型症状　牙龈炎症，牙周袋的形成，牙槽骨吸收，牙齿松动。

2. 多见于成年人，病变进展缓慢，病程长，有明显的牙石、菌斑，局部刺激因素。

3. 晚期伴发症状　牙齿移位，牙龈退缩，食物嵌塞，严重口臭，根面龋等。

（三）鉴别诊断

1. 慢性牙龈炎　无牙周袋形成及牙槽骨吸收。

2. 侵袭性牙周炎　患者比较年轻，多为 20 岁左右；菌斑、牙石较少，炎症不明显；局部刺激物与病变程度不一致；早期就发现牙齿松动、移位；病变进展快，破坏严重，有深牙周袋，牙槽骨严重吸收；好发于切牙和第一恒磨牙。

（四）治疗意见

1. 基础治疗　消除致病因素，去除局部促进因素，控制牙周炎症。采用菌斑控制，龈上洁治术，龈下刮治术及根面平整术，食物嵌塞的治疗，咬合调整，松牙固定术，药物治疗等。

2. 手术治疗　基础治疗后 1～3 个月，牙龈炎症基本消退。如果仍有 5mm 以上的牙周袋，探诊出血等，应进行牙周手术治疗。采用翻瓣术、牙周袋内壁刮治术等。

3. 修复治疗　牙周手术后 2～3 个月进行修复治疗，此时牙龈的外形和龈缘位置已基本稳定，可进行固定修复或活动修复，对于牙齿排列不齐或错颌畸形，可以进行正畸治疗。

4. 维护治疗　维护治疗又称为牙周支持治疗。从第一阶段基础治疗开始，无论后续治疗内容如何，是否需要手术和修复治疗，牙周维护治疗即应开始。包括定期复查、复治等

| 备注 | |

六、侵袭性牙周炎

侵袭性牙周炎口腔医师资格实践技能考试病例分析试题见表5-2-6。

表 5-2-6　口腔医师资格实践技能考试病例分析试题

试题编号：06　　　　　　　　侵袭性牙周炎

病历资料：

1. 患者　女性，16岁。

2. 主诉　前牙出现间隙并伸长、后牙咬硬物无力半年。

3. 现病史　患者半年来自觉后牙进食时咀嚼无力，食物嵌塞明显，牙齿松动，上门牙出现间隙并且牙齿伸长。

4. 检查　全口卫生状况良好，牙龈呈粉红色，形态未见异常，11探及龈下牙石，11、16、36、46处PD 6~8 mm，BOP（+），松动度 I°，其余牙PD < 3 mm。X线片显示16、36、46牙槽骨斜形吸收达根长的 1/3~1/2，11牙槽骨吸收近根长 1/3。

5. 家族史　父母亲均有严重的慢性牙周炎

要求：按照标准门诊病历要求，围绕上述病历资料，提出疾病诊断、诊断依据、鉴别诊断及治疗意见

时间：12 min　　　　　　　**评分：**18分

（一）诊断　侵袭性牙周炎。

（二）诊断依据

1. 患者比较年轻，菌斑、牙石较少，炎症不明显。

2. 早期就发现牙齿松动、移位。

3. 病变进展快、破坏严重，有深牙周袋，牙槽骨严重吸收。

4. 局部刺激物与病变程度不一致。

5. 好发于切牙和第一恒磨牙。

6. 家族聚集性，家族中多代、多人患病，患者同胞中有50%的患病机会。

（三）鉴别诊断

1. 慢性牙龈炎　无牙周袋形成和牙槽骨吸收。

2. 慢性牙周炎　病程长，进展缓慢，病变严重程度与局部刺激物的量相一致，好发于35岁以上成年人，多累及全口多数牙。

3. 掌跖角化—牙周破坏综合征　手掌、脚掌部位的皮肤过度角化、皲裂和脱屑，有多汗和臭汗；牙周组织破坏严重；发病时间早，常在4岁之前，患者同胞可患病；患儿智力与发育正常。

4. Down综合征　患儿面貌特征呈先天愚型，有严重的牙周组织破坏，父母亲为近亲婚配。

（四）治疗意见

1. 彻底消除感染，采用龈上洁治术、龈下刮治术及根面平整术等基础治疗。

2. 必要时手术治疗。

3. 配合抗生素药物治疗。

4. 调整机体防御功能。

5. 择期正畸治疗。

6. 定期维护，防止复发

备注

七、牙周脓肿

牙周脓肿口腔医师资格实践技能考试病例分析试题见表5-2-7。

表 5-2-7　口腔医师资格实践技能考试病例分析试题

试题编号：07	牙周脓肿

病历资料：

　1. 患者　女性，42岁。

　2. 主诉　全口牙松动2年，左下后牙肿痛4日。

　3. 现病史　患者2年来刷牙出血，牙齿松动不能咬硬物，后牙阵发性肿胀疼痛，未作处理。4日前，左下后牙突发持续性胀痛，牙齿松动浮起，不敢咬合，牙龈肿胀隆起，触摸疼痛。

　4. 检查　全口卫生状况差，牙结石多，牙龈呈暗红色，BOP（＋），松动度Ⅰ°～Ⅱ°，PD 4～6 mm。36牙体无缺损及变色，颊侧龈缘呈半球形隆起，触诊疼痛，波动感明显，压迫有黄白色脓液溢出，松动度Ⅱ°，BOP（＋），PD 8 mm，牙髓活力测验正常。颌下淋巴结肿大伴压痛，X线片显示牙槽骨不同程度吸收，36牙槽骨吸收达根长的1/2

要求：按照标准门诊病历要求，围绕上述病历资料，提出疾病诊断、诊断依据、鉴别诊断及治疗意见

时间：12 min　　　　　评分：18分

（一）诊断

1. 36牙周脓肿。

2. 慢性牙周炎。

（二）诊断依据

1. 典型症状　自发性持续性胀痛，牙齿松动浮起，不敢咬合。

2. 局部表现　局部刺激因素明显，脓肿形成，有深牙周袋，淋巴结肿大压痛，牙槽骨的吸收。

3. 慢性牙周炎病史　牙龈炎症，牙周袋的形成，牙松动，牙槽骨吸收。

（三）鉴别诊断

1. 牙龈脓肿　疼痛程度要轻，无牙周袋形成，无牙槽骨吸收。

2. 牙槽脓肿　感染来源于牙髓病或根尖周病，能找到牙体硬组织损害或其他病因；无牙周袋；牙髓无活力；脓肿位于前庭沟根尖处；急性期松动明显，消炎后恢复；X线片显示根尖区牙槽骨破坏明显。

3. 牙周—牙髓联合病变　既有牙周炎炎症表现，同时还有牙髓根尖周病变表现。

（四）治疗意见

1. 急性期抗炎镇痛，防止感染扩散　局部冲洗引流，全身使用抗生素和镇痛剂，控制感染。

2. 脓肿切排引流　脓肿局限、波动感明显时，局麻下切排引流。

3. 炎症控制后常规牙周治疗　基础治疗、手术治疗、修复治疗、维护治疗。

4. 定期复查，防止复发

备注

八、复发性阿弗他溃疡

复发性阿弗他溃疡口腔医师资格实践技能考试病例分析试题见表5-2-8。

表 5-2-8　口腔医师资格实践技能考试病例分析试题

试题编号：08	复发性阿弗他溃疡

病历资料：

　1. 患者　女性，48岁。

　2. 主诉　口腔黏膜反复溃疡3年。

3.现病史 患者3年来口腔反复发生溃疡,好发于唇、颊、舌、软腭等处,部位不定,多持续10~14日后愈合,发作时疼痛明显,影响进食。

4.检查 舌尖边缘见一椭圆形溃疡,直径约8mm,左侧颊黏膜见一直径约5mm的圆形溃疡,上唇内侧见一直径约6mm的圆形溃疡,溃疡中心凹陷,周围边缘充血,表面覆盖黄色膜状物,触痛明显

要求:按照标准门诊病历要求,围绕上述病历资料,提出疾病诊断、诊断依据、鉴别诊断及治疗意见

时间:12min   评分:18分

（一）诊断 复发性阿弗他溃疡。

（二）诊断依据

1.病变特点 复发性、周期性、自限性。

2.口腔检查 典型"黄、红、凹、痛"表现。

（三）鉴别诊断

1.创伤性溃疡 有明确刺激因素,溃疡部位和形态与刺激因子吻合,去除刺激因素后愈合或好转,无复发病史。

2.癌性溃疡 溃疡经久不愈,溃疡呈"菜花状",边缘外翻,可向淋巴结转移。

3.白塞病 复发性口腔溃疡,复发性生殖器溃疡,眼部疾病,皮肤损害等。

4.手足口病 好发于3岁以下儿童,多发于夏秋季,典型的症状是手、足、口腔黏膜发生疱疹或溃疡。

5.结核性溃疡 有结核病史,溃疡经久不愈,呈"鼠啮状",边缘不整齐。

（四）治疗意见

1.局部治疗 西地碘含片,消炎漱口水,药膜,局部封闭等抗炎镇痛,防止感染,促进愈合。

2.全身治疗 糖皮质激素,免疫调节,中医药,维生素及微量元素等减少复发,延长间歇期

备注

九、口腔念珠菌病

口腔念珠菌病口腔医师资格实践技能考试病例分析试题见表5-2-9。

表5-2-9 口腔医师资格实践技能考试病例分析试题

试题编号:09   口腔念珠菌病

病历资料:

1.患者 男性,5岁。

2.主诉 口腔黏膜蓝白色斑片1日。

3.现病史 患儿半月来因上呼吸道感染口服抗生素（头孢氨苄）,昨晚患儿烦躁不安、哭闹、拒食,口腔黏膜多处出现白色或蓝白色斑片,不疼痛。

4.检查 双侧颊黏膜处散在分布数量众多的白色小斑点,舌腹处大部被蓝白色丝绒状斑片覆盖,稍突出黏膜表面,黏膜充血。略用力可擦除白色斑片,见红色糜烂面及少量出血

要求:按照标准门诊病历要求,围绕上述病历资料,提出疾病诊断、诊断依据、鉴别诊断及治疗意见

时间:12min   评分:18分

（一）诊断 口腔念珠菌病。

（二）诊断依据

1.较长时间的使用抗生素。

2.典型局部表现 口腔黏膜上出现白色或蓝白色丝绒状斑片等。

3.条件允许的,结合真菌直接涂片,可见孢子和菌丝,帮助确诊。

（三）鉴别诊断

1.球菌性口炎　黏膜水肿充血明显，覆盖灰白色或黄白色假膜，稍突出黏膜表面，致密光滑，擦除后呈糜烂渗血表面。

2.白斑　好发于40岁以上中老年男性，呈白色斑片、表面粗糙、不能擦去。结合病理检查确诊。

3.口腔扁平苔藓　多发于中年女性，好发于颊部，左右对称，呈线状白色细条纹。伴皮肤和指（趾）甲病损。

（四）治疗意见

1.暂停抗生素的使用。

2.局部治疗　用2%～4%碳酸氢钠溶液、制霉菌素溶液、龙胆紫溶液局部涂布，西地碘含片含化等。

3.全身治疗　增强免疫力，口服酮康唑、氟康唑片剂抗真菌治疗。

4.清洁生活用具

备注	

十、牙外伤

牙外伤口腔医师资格实践技能考试病例分析试题见表5-2-10。

表 5-2-10　口腔医师资格实践技能考试病例分析试题

试题编号：010　　　　　　　　牙外伤

病历资料：

1.患者　男性，8岁。

2.主诉　上前牙外伤折断1日。

3.现病史　患者昨日傍晚放学回家途中不慎摔倒，上门牙撞于马路花坛沿边，当即牙齿折断，剧烈疼痛，伴少量出血。无头痛、恶心、呕吐。

4.检查　上唇擦伤无破损，左上中切牙牙冠折断1/2，龈缘少量血迹，牙髓暴露，触痛剧烈。松动度Ⅰ°，叩诊（＋），触诊唇侧软组织疼痛，咬合关系正常。X线片显示21牙周膜影像模糊，根尖未发育完全

要求：按照标准门诊病历要求，围绕上述病历资料，提出疾病诊断、诊断依据、鉴别诊断及治疗意见

时间：12 min　　　　　　　评分：18分

（一）诊断

1.21 冠折露髓。

2.21 根尖未发育完全。

3.上唇钝挫伤。

（二）诊断依据

1.外伤史。

2.临床表现　上唇擦伤无破损，冠折牙体缺损，牙髓暴露，X线片显示21牙周膜影像模糊，根尖未发育完全。

（三）鉴别诊断

根折　X线片显示牙根未折断。

（四）治疗意见

1.保存活髓　局麻下行直接盖髓术或活髓切断术，以利牙根继续发育。

2.定期复查　牙根发育完全后择期行贴面修复术或根管治疗术后全冠修复术。

3.保存患牙　如牙髓感染坏死，先行根尖诱导成形术或根尖屏障术，待牙根发育完全或根尖屏障形成后再修复缺损

备注	

十一、干槽症

干槽症口腔医师资格实践技能考试病例分析试题见表5-2-11。

表 5-2-11　口腔医师资格实践技能考试病例分析试题

试题编号：011　　　　　　　　干槽症

病历资料：

1. 患者　女性，25岁。
2. 主诉　左下智齿拔除后剧烈疼痛3日。
3. 现病史　患者3日前，因左下智齿埋伏阻生到外院局麻下拔除，术后X片显示拔牙完全。手术当日遵医嘱抗炎镇痛、局部冷敷、含漱消炎漱口水等，情况尚可。次日左侧出现持续性剧烈疼痛，呈放射性、波及耳颞部、头部，疼痛难以忍受。电话咨询医师建议口服镇痛剂（芬必得胶囊），加大剂量仍无缓解。
4. 检查　患者痛苦面容，无明显肿胀，轻度张口受限，吞咽活动疼痛，腐败性口臭明显。左下后牙区软组织肿胀，缝合线尚在，牙槽窝大部空虚，牙槽窝底有部分黑色血凝块，窝壁暴露，轻探窝壁疼痛明显。37牙体完整略松动，叩诊（＋），冷测验敏感。X片显示38拔牙完全，其余未见明显病变

要求：按照标准门诊病历要求，围绕上述病历资料，提出疾病诊断、诊断依据、鉴别诊断及治疗意见

时间：12 min　　　　　　　　**评分**：18分

（一）诊断　干槽症。

（二）诊断依据

1. 病因明确　拔牙手术史。
2. 典型疼痛症状　持续性放射性剧烈疼痛，镇痛剂无效。
3. 局部表现　牙槽窝空虚，血凝块脱落，窝壁暴露，窝壁探诊疼痛等。

（三）鉴别诊断

1. 拔牙后反应性疼痛　疼痛程度较轻，镇痛剂有效；术后24～48 h疼痛逐渐减轻；血凝块多正常，牙槽窝不空虚；无腐败性口臭。
2. 同侧其他牙的急性牙髓病与根尖周病　能找到引起病变的牙体硬组织损害等病因，有各自的临床表现特点。
3. 三叉神经痛　三叉神经痛发作一般有疼痛扳机点，患者触及该处时引发疼痛；较少夜间发作；冷热刺激不引起疼痛；疼痛剧烈持续时间短（2 min内）。
4. 同侧其他牙的牙周炎　明显局部刺激因素，牙龈炎症、牙周袋的形成、牙槽骨的吸收、牙松动，病程较长，疼痛程度较轻，病变波及牙位数较多。

（四）治疗意见

1. 局部清创　局麻下清理牙槽窝，3%双氧水与生理盐水反复交替冲洗。
2. 保护创面　轻轻搔刮牙槽窝内壁，血液渗出，置入胶原蛋白类材料，必要时重新缝合创口。
3. 抗炎镇痛　术后使用抗生素和镇痛剂。
4. 术后7～10日拆线

备注

十二、智齿冠周炎

智齿冠周炎口腔医师资格实践技能考试病例分析试题见表 5-2-12。

表 5-2-12　口腔医师资格实践技能考试病例分析试题

试题编号：012　　　　　　　　　智齿冠周炎

病历资料：

1. 患者　男性，19 岁。

2. 主诉　右下后牙肿胀疼痛 4 日。

3. 现病史　患者 1 周以来自觉右下后牙肿痛不适，咀嚼吞咽时加重。4 日前出现自发性持续性跳痛，放射至同侧头面部，牙龈肿胀隆起，不敢触摸。

4. 检查　患者右侧颊部稍肿胀，触诊疼痛，轻度张口受限。48 部分萌出，远中大部分被软组织覆盖，颊侧软组织明显肿胀突起，近中龈缘糜烂、触痛，压迫龈缘有黄白色脓液溢出。舌苔厚腻，右侧颌下淋巴结肿大压痛，自述连日来头痛无力。X 线片显示 48 垂直阻生

要求： 按照标准门诊病历要求，围绕上述病历资料，提出疾病诊断、诊断依据、鉴别诊断及治疗意见

时间： 12 min　　　　　　　**评分：** 18 分

（一）诊断　48 智齿冠周炎（垂直阻生）。

（二）诊断依据

1. 疼痛症状　自发性持续性跳痛，放射至同侧头面部。

2. 检查　48 龈袋形成，局部"红、肿、热、痛"明显，有脓肿形成，淋巴结肿大压痛，伴全身症状，X 线片显示 48 垂直阻生。

（三）鉴别诊断

1. 干槽症　有拔牙史及局部表现。

2. 47 远中深龋损引起的急性根尖周炎　能找到引起病变的牙体硬组织损害等病因，牙齿松动明显，叩诊疼痛明显，牙髓无活力，肿胀部位多在前庭沟根尖处，X 线片可有根尖稀疏区改变。

3. 牙龈恶性肿瘤　磨牙后区溃疡经久不愈，溃疡呈"菜花状"，边缘外翻，可向淋巴结转移。

（四）治疗意见

1. 急性期抗炎镇痛　局部冲洗，全身抗炎治疗。

2. 必要时行脓肿切开引流术。

3. 炎症控制后可行冠周龈瓣切除术。

4. 无保留价值、反复病变者，建议择期拔除

备注

十三、颌面部间隙感染

颌面部间隙感染口腔医师资格实践技能考试病例分析试题见表 5-2-13。

表 5-2-13　口腔医师资格实践技能考试病例分析试题

试题编号：013　　　　　　　　　颌面部间隙感染

病历资料：

1. 患者　女性，28 岁。

2. 主诉　左侧面部肿胀 1 日。

3. 现病史　患者左上后牙 1 个多月来咀嚼不适，咬合无力。2 日前左上后牙自发性持续性跳痛，牙齿松动，不敢咬合，口服抗生素（阿莫西林克拉维酸钾片）缓解。昨晚左侧眼眶突发肿胀，疼痛剧烈，影响睡眠。

续表

4.检查　患者痛苦面容，精神疲惫，体温38.3 ℃。左侧眼眶下缘明显肿胀，上下眼睑水肿，睑裂细窄，睁眼困难，鼻唇沟消失，肿胀区皮肤发红，不敢触摸。左颌下淋巴结肿大压痛。24远中邻面深龋洞，牙冠呈暗灰色，探诊无穿髓孔，叩诊（+++），松动度Ⅲ°，牙龈红肿，前庭沟黏膜肿胀变浅，压痛明显，有深部波动感。牙髓活力测验无反应。X线片显示24邻面深龋损近穿髓，根尖周硬骨板连续性中断，根尖周较大透射影像，边界不清楚，形状不规则

要求：按照标准门诊病历要求，围绕上述病历资料，提出疾病诊断、诊断依据、鉴别诊断及治疗意见

时间：12 min　　　　　　评分：18分

（一）诊断

1.左眶下间隙感染。

2.24慢性根尖周脓肿急性发作。

（二）诊断依据

1.典型临床表现　症状与检查。

2.病因明确　24慢性根尖周脓肿急性发作引起，邻面深龋损近穿髓，X线片显示硬骨板连续性中断，根尖周较大透射影像，边界不清楚，形状不规则。

（三）鉴别诊断

1.颌面部骨结核　结核病病史，为无痛性眶下及颧部肿胀，局部可有冷脓肿或经久不愈的窦道形成。

2.颌面部肿瘤　面部膨隆，局部无"红、肿、热、痛"表现。

3.急性牙髓炎　典型的4大疼痛症状，牙龈无红肿，松动度（-）或（±），叩诊（-）或（±），无面部"红、肿、热、痛"表现，无淋巴结肿大，X线片显示根尖周无明显改变。

（四）治疗意见

1.全身抗炎镇痛　大剂量广谱抗生素控制感染，防止感染扩散发展为骨髓炎、败血症等。

2.脓肿形成后行局麻下脓肿切开引流术。

3.急性炎症控制后24行根管治疗术

备注

十四、口腔颌面部创伤

口腔颌面部创伤口腔医师资格实践技能考试病例分析试题见表5-2-14。

表5-2-14　口腔医师资格实践技能考试病例分析试题

试题编号：014　　　　　　口腔颌面部创伤

病历资料：

1.患者　男性，51岁。

2.主诉　颌面部外伤1 h。

3.现病史　患者1 h前在上班途中与摩托车相撞，当即面部剧烈疼痛，自觉牙齿脱落（遗失），少量出血。神志清醒，无头痛、恶心、呕吐。

4.检查　右侧面部肿胀，皮肤无开放性创口。右下前磨牙区44缺失，牙槽窝少量新鲜血液渗出。右侧咬合早接触，牙弓连续性中断发生错位。X线片显示右下颏孔区骨折，骨折段错位

要求：按照标准门诊病历要求，围绕上述病历资料，提出疾病诊断、诊断依据、鉴别诊断及治疗意见

时间：12 min　　　　　　评分：18分

（一）诊断

1.右侧颏孔区骨折。

2.44 完全脱位。

（二）诊断依据

1.典型临床表现　急性外伤，骨折段错位，咬合错乱。

2.44 牙槽窝空虚。

（三）鉴别诊断

双侧颏孔区骨折　颏部后缩伴舌后坠，双侧后牙咬合错乱，结合 X 线片检查。

（四）治疗意见

1.手术复位、钛板固定，术后抗炎镇痛、促进愈合，恢复咀嚼功能。

2.择期修复 44 缺失

备注

十五、牙体缺损

牙体缺损口腔医师资格实践技能考试病例分析试题见表 5-2-15。

表 5-2-15　口腔医师资格实践技能考试病例分析试题

试题编号：015　　　　　　牙体缺损

病历资料：

1.患者　女性，27 岁。

2.主诉　左下后牙充填体脱落 1 周。

3.现病史　患者 3 年前左下后牙因剧烈疼痛曾做根管治疗术，术后情况稳定。1 周前咬硬物时充填体部分脱落，无明显疼痛。

4.检查　36 远中邻𬌗面陈旧性充填体部分脱落，探诊（－），叩诊（±），无松动，牙髓活力测验无反应，X 线片显示 36 根管充填良好，根尖周无明显病变

要求：按照标准门诊病历要求，围绕上述病历资料，提出疾病诊断、诊断依据、鉴别诊断及治疗意见

时间：12 min　　　　　　评分：18 分

（一）诊断　36 牙体缺损。

（二）诊断依据

1.临床症状　36 充填体部分脱落。

2.检查　36 探诊（－），叩诊（±），无松动，牙髓活力测验无反应，X 线片显示 36 根管充填良好，根尖周无明显病变。

（三）鉴别诊断

1.牙列缺损　牙列中数目不等的牙齿缺失。

2.牙列缺失　单颌或者上下颌牙齿全部缺失。

（四）治疗意见

1.建议全冠修复术或嵌体修复术。

2.缺损面积较大者建议桩核冠修复

备注

十六、牙列缺损

牙列缺损口腔医师资格实践技能考试病例分析试题见表5-2-16。

表5-2-16 口腔医师资格实践技能考试病例分析试题

试题编号：016　　　　　　　　牙列缺损

病历资料：
1.患者　女性，62岁。
2.主诉　双侧下颌后牙缺失1年。
3.现病史　患者1年来双侧下颌后牙因病变严重无法保留分次拔除，影响咀嚼。
4.检查　全口卫生状况较好，35、36、45、46缺失。缺失区软硬组织尚可，邻牙无明显倾斜，对颌牙无明显伸长。X线片未见明显病变
要求：按照标准门诊病历要求，围绕上述病历资料，提出疾病诊断、诊断依据、鉴别诊断及治疗意见
时间：12min　　　　　　　　评分：18分
（一）诊断　牙列缺损。 （二）诊断依据 1.35、36、45、46缺失。缺失区软硬组织尚可，邻牙无明显倾斜，对颌牙无明显伸长。X线片未见明显病变。 2.拔牙病史。 （三）鉴别诊断 1.牙体缺损　牙体硬组织部分缺损。 2.牙列缺失　单颌或者上下颌牙齿全部缺失。 （四）治疗意见 1.建议混合支持式铸造可摘局部义齿修复。 2.37、47三臂卡环，近中𬌗支托，34、44"T"形卡环，双侧连接体相连。 3.条件允许者，建议种植义齿修复
备注

十七、牙列缺失

牙列缺失口腔医师资格实践技能考试病例分析试题见表5-2-17。

表5-2-17 口腔医师资格实践技能考试病例分析试题

试题编号：017　　　　　　　　牙列缺失

病历资料：
1.患者　男性，72岁。
2.主诉　上颌牙齿全部脱落4月影响咀嚼。
3.现病史　患者20余年上颌牙因多个牙齿缺失曾经做固定桥修复，4个月前由于松动明显拆除修复体，其后多次拔除上颌剩余全部牙齿，影响咀嚼。
4.检查　上颌牙齿全部缺失，拔牙创口已愈合，颌弓方圆形，牙槽嵴较宽较平，系带附着较远，腭穹隆高拱形，下颌无明显前伸
要求：按照标准门诊病历要求，围绕上述病历资料，提出疾病诊断、诊断依据、鉴别诊断及治疗意见
时间：12min　　　　　　　　评分：18分（−）、（±）、（+）、（++）、（+++）

（一）诊断　上颌牙列缺失。

（二）诊断依据

1.上颌牙齿全部缺失。

2.上颌修复体拆除及拔牙史。

（三）鉴别诊断

1.牙体缺损　牙体硬组织部分缺损。

2.牙列缺损　牙列中数目不等的牙齿缺失。

（四）治疗意见

1.上颌总义齿修复，恢复咀嚼功能。

2.条件允许者，建议行种植义齿修复

备注

（李周胜，胡礼明）

重点笔记

[1] 张志愿 . 口腔颌面外科学 [M]. 8 版 . 北京：人民卫生出版社，2020.

[2] 何三纲 . 口腔解剖生理学 [M]. 8 版 . 北京：人民卫生出版社，2020.

[3] 赵铱民 . 口腔修复学 [M]. 8 版 . 北京：人民卫生出版社，2020.

[4] 周学东 . 牙体牙髓病学 [M]. 5 版 . 北京：人民卫生出版社，2020.

[5] 冯希平 . 口腔预防医学 [M]. 7 版 . 北京：人民卫生出版社，2020.

[6] 邱蔚六 . 口腔医学人文 [M]. 北京：人民卫生出版社，2020.